Friedrich von Recklinghausen

Über die multiplen Fibrome der Haut und ihre Beziehung zu den multiplen Neuromen

Verlag
der
Wissenschaften

Friedrich von Recklinghausen

Über die multiplen Fibrome der Haut und ihre Beziehung zu den multiplen Neuromen

ISBN/EAN: 9783957004284

Auflage: 1

Erscheinungsjahr: 2015

Erscheinungsort: Norderstedt, Deutschland

Hergestellt in Europa, USA, Kanada, Australien, Japan
Verlag der Wissenschaften in Hansebooks GmbH, Norderstedt

Ueber die

multiplen Fibrome der Haut

und ihre Beziehung zu

den multiplen Neuromen.

Festschrift

zur

Feier des fünfundzwanzigjährigen Bestehens des pathologischen Instituts
zu Berlin

Herrn Rudolf Virchow

dargebracht

von

F. v. Recklinghausen

Professor in Strassburg.

Mit 5 Tafeln.

Berlin 1882.

Verlag von August Hirschwald.

NW. Unter den Linden No. 68.

Hochverehrter Herr!

Durch das lebhafte Interesse, welches Sie als Meister und Lehrer uns für das Bindegewebe eingepflanzt haben, wurden die Beobachtungen gezeitigt, welche dieser Abhandlung zu Grunde liegen. Möge sie Ihnen als eine Frucht erscheinen aus den Keimen, welche Sie in Ihrem pathologischen Institut, dessen fünfundzwanzigjähriges Bestehen wir heute segnen, gesäet haben! Möge sie Ihnen als einer der vielen Zeugen des Ruhmes, welchen Sie durch die Gründung der pathologischen Institute erworben haben, und als Bote des Glückwunsches aus dem dankbaren Herzen des Verfassers willkommen sein!

Vorwort.

Dem pathologischen Anatomen, wie dem klinischen Forscher geht es
wie dem Jäger; es hängt vom Zufall ab, ob das Beobachtungsmaterial
sich ihm in das Ziel stellt. Ein seltener Zufall war es, welcher mir
die vollständigste, anatomische Untersuchung des ersten in dieser Mono-
graphie behandelten Falles von multiplen Fibromen vor 3 Jahren gestattete, eine besondere Gunst, dass sich mir die Gelegenheit darbot,
die schon auf anatomischem Wege gewonnene Erkenntniss in einem
zweiten Falle auch am Lebenden zu erproben. Dennoch konnten diese
Untersuchungen für sich noch nicht genügen, das Wesen dieser eigenthümlichen Art von Tumoren klar zu legen, wenn nicht noch ein
Streifzug in die angrenzenden Gebiete der Onkologie, wenigstens eine
Vergleichung der nächstverwandten Hauttumoren bindegewebiger Natur
unternommen wurde.

Den früheren Forschungen auf diesem Gebiete glaubte ich die
beste Rechnung dadurch zu tragen, dass ich, wie es Virchow verlangte (die krankhaften Geschwülste, Vorwort VIII), „die Casuistik,
„welche nirgends eine solche Bedeutung und einen solchen Umfang hat,
„wie gerade hier, zusammengezogen und richtig verwandt“ habe. Wenn
ich in der Uebersicht zum Schlusse die Grundzüge jedes Einzelfalles
von multiplen Neuromen und Fibromen verzeichnete, so geschah es,
um dem Leser die thatsächlichen Beläge für meine Deductionen in
die Hand zu geben, um aber auch das Bild, welches bei diesen Erkrankungen eben so wenig eintönig ist, wie dasjenige irgend eines
Lebensprocesses, möglichst zu vervollständigen, um endlich das, was
ich aus unserer zerstreuten Literatur zusammentrug, der späteren

Forschung auf diesem den inneren, wie den äusseren Pathologen in gleicher Weise interessirenden Gebiete dienstbar zu machen.

Welchen Umfang die specielle Casuistik auch auf engbegrenzten Feldern der Medicin heutigen Tages annimmt, ergiebt sich wohl am unmittelbarsten aus der Thatsache, dass die volle Hälfte der in meiner Uebersicht gesammelten Literatur aus den 15 Jahren stammt, welche seit dem Erscheinen von Virchow's klassischem Werke verflossen sind. In diesem breiten Strome der literarischen Erscheinungen kann das richtige Urtheil wohl nur gewonnen werden, wenn dem Leser die Vergleichung des thatsächlichen Materials direkt ermöglicht wird.

Strassburg, im October 1881.

v. Recklinghausen.

Inhaltsverzeichniss.

I. Die Neurofibrome der Haut.

Das Streben der pathologischen Forschung ist es seit jeher gewesen, in der Mannigfaltigkeit der Krankheitsformen, wie sie an einem und demselben Organ, z. B. der äusseren Haut, sich darstellt, das leitende und verbindende Element herauszufinden. Bald nahm man alles Locale als Ausdruck von Depositionen aus dem Blut (Schärfen), bald als Wirkungen der Nerven, bald sah man den Grund der Uebel in den localen Gewebseinrichtungen selbst, und auch hier erklärte Virchow in dem Streben, die einheitliche Grundlage zu schaffen, das Bindegewebe als den wesentlichsten Sitz der localen Erkrankungen. Diese Tendenzen, das Einheitliche der verschiedenen Krankheiten hervorzuheben, haben fast regelmässig, wenn sie in irgend einem pathologischen System zum Ausdruck kamen, die Erkenntniss der krankhaften Vorgänge gefördert. Die aufgestellten Theorien erwiesen sich als fruchtbar und daher als berechtigt. Aber sie konnten nicht, wie sie versuchten, Alles umfassen, indem ihnen die Schattenseite der Einheit, die Einseitigkeit, anhaftete. Sie brachten nicht überall die erwartete Erleuchtung.

Eine andere Richtung hat daher in der pathologischen Forschung auch stets Boden gewonnen, die gewissermassen entgegengesetzte Richtung, die Verschiedenheiten zu verfolgen, sowohl in der Manifestation des Processes, als in der Betheiligung der die afficirten Organe aufbauenden verschiedenartigen Bestandtheile. Diese sogenannte analytische, durch Bichat der anatomischen Erforschung der Krankheiten zugeführte Methode ist, ganz besonders auch durch Virchow, auf dem histologischen Gebiet, Segen bringend und ferneren Sieg verheissend, angewandt worden. Fast Jeder, welcher sich heutigen Tages ein Specialgebiet der pathologischen Forschung erkoren hat, folgt zunächst dieser individualisirenden Methode, indem er zu localisiren, den speciellen Bestandtheil des kranken Organs zu erkennen sucht, welcher

Angriffspunkt der Schädlichkeit und Sitz der krankhaften Veränderung geworden ist, welche Klasse von Hautkrankheiten, z. B. der Epithelschicht, den Hautfollikeln, dem Bindegewebe, den Blutgefässen, den Lymphgefässen, den Nerven der Haut angehört. In den verschiedenen Epithelschichten hat man diese Differenzirung bereits noch weiter getrieben, wie man andererseits auch die Nerven wiederum nach ihrer Function (Gefässnerven, Drüsennerven, sensible Nerven) gesondert und zu bestimmten Hautkrankheiten in Beziehung gebracht hat.

Auch die bindegewebigen Theile der Haut (wie anderer Organe) sollte man meiner Ueberzeugung nach in Bezug auf ihre Betheiligung an den Krankheiten noch schärfer wie bisher sondern. Das Hautbindegewebe ist sicherlich sehr verschieden hinsichtlich der Porosität, des Gehaltes an Blutgefässen, der Beziehung seiner Hohlräume zu Lymphgefässen, vielleicht auch hinsichtlich der Natur seiner Zellen. Die Bindegewebszüge, welche die Blutgefässe, Drüsen und Nerven einhüllen, verhalten sich anatomisch und physiologisch verschieden von dem eigentlichen, aus Bindegewebsbalken aufgebauten Stützwerk, dem Hautgerüst, namentlich im Blutgefässgehalt (Tomsa). Das Stratum papillare ist dichter geflochten und gleichmässiger gebaut wie das Stratum reticulare; ein jedes enthält seinen besonders gestalteten, wenn auch natürlich nicht abgeschlossenen Gefässplexus (hochliegende und tiefliegend Gefässnetze), und eine verschiedenartige Anordnung der Nerven. Die Tunica propria bindegewebiger Natur, welche den Hautfollikeln zukommt, hat wiederum ihre Besonderheiten, eben so wie das Bindegewebe der Intima und Media der Gefässwand, wie endlich das Perineurium und Endoneurium. Natürlich können wir, da diese verschiedenen Bindegewebsarten durchweg ineinander übergehen, continuirlich zusammenhängen, gleichsam eine poröse Substanz bilden, deren Hohlräume, noch complicirter wie die des Badeschwammes, in ihrer Weite und Durchlässigkeit zwar sehr verschieden sind, aber doch offen communiciren und daher einen gegenseitigen Austausch des in ihnen strömenden Saftes zulassen, nicht erwarten, dass eine absolute Scheidung der Krankheitsproducte nach diesen einzelnen Strassen vorhanden ist.

Sehen wir zu, wie weit eine solche fortgesetzte Individualisirung der Gewebe auch auf dem Gebiete der chronischen Bindegewebsneubildungen der Haut, welche der Titel dieses Werkchens nennt, durchzuführen ist!

Fall I.

Autopsie. 24. Januar 1879. Marie Kientz., 55 Jahr. Weiblicher Leichnam unter mittlerer Grösse. Schwarze Haare, braunes Colorit. Zahllose Knoten, fast an der ganzen äusseren Haut (Taf. 1.), grösstentheils gestielt, andere breitbasig aufsitzend, meist einfach kuglig, in allen möglichen Grössen, besonders aber die grösseren polypös gestaltet, bis zu 5 Ctm. lang und 4 Ctm. dick, sämmtlich mit vollständig intacter, fast glatter Haut bedeckt; nur auf dem Kreuzbein ist ein flachgedrückter, pilzförmiger Knoten, welcher an seiner Oberfläche leicht ulcerirt ist, ausserdem noch an der linken Seite des Rumpfes ein kleiner ulcerirter Knoten. Einzelne Knoten zeigen an der Oberfläche eine kleine Einziehung, andere einen schwarzen Punkt; an der Bauchhaut sitzt ein Knoten mit einem grösseren schwarzen Punkt, der in einer Vertiefung gelegen ist; eine talgartige, schwärzlich graue, aus Epidermis bestehende, Masse ist hier enthalten und aus einer Höhle, die sich durch die Cutis mit dem bezeichneten schwarzen Punkt nach aussen eröffnet, hervorzuschieben. Am zahlreichsten sind die Tumoren an der Haut des Bauches und der Brust, wohl noch dichter, jedenfalls noch grösser sind sie an der Haut des Rückens; hier fast sämmtliche wallnussgross, gestielt, sehr dicht nebeneinander stehend; dann sind sie namentlich an dem ganzen Hinterkopfe sehr zahlreich. Die Knoten schicken in das subcutane Gewebe Ausläufer, zum Theil haben sie ihren Hauptsitz im subcutanen Gewebe, sind aber leicht hindurchzufühlen durch die verdünnte Cutis, ausserdem sind noch rein subcutan gelegene, verschiebbare Tumoren vorhanden. Sämmtliche Fibrome der Haut bestehen in der Hauptsache aus einem weissen Gewebe, welches ziemlich schlaff, weich und mässig durchsichtig, oft opalartig im Ansehen ist. Manche sind sehr schlaff, andere, grosse, wie kleine, sind dagegen derber, namentlich sind in den grösseren besondere derbere Stellen zu fühlen, aber auch die kleineren sind oft nicht gleichmässig, sondern fühlen sich wie lappig, einige auch wie aus Strängen zusammengesetzt an. Von der Umgebung der bedeckenden Hautschicht, namentlich aber aus dem subcutanen Gewebe, sind die Tumoren leicht zu isoliren und zeigen dabei gewöhnlich lappige Ausläufer, als grössere und kleinere platte, aber immer abgerundete, daher zungenförmige Zapfen, welche oft leicht zu einer stark geknickten Schlinge zu entfalten sind. Ausserdem lassen sich aber viele grössere, wie kleinere Geschwülste bald mit Anwendung geringer, bald mit grösserer Gewalt vollständig in Stränge zerlegen, welche auch die erwähnten Schlingen bilden, sich gegenseitig abplatten, ungleicher Dicke, gewöhnlich an den' Umbiegungen am dicksten sind, aber stets in einander übergehen, so dass nach der Zerzupfung eines Tumors ein Plexus heraus kommt, dessen einzelne Aeste an- und abschwellen und zugleich schlingenartig geknickt sind. Zwischen ihnen ist übrigens nur selten eine wirkliche Lücke, sondern gewöhnlich eine weissliche verbindende Substanz, welche sich von der Substanz der Stränge nur dadurch unterscheidet, dass sie viel lockerer und dehnbarer ist. Auch kleinere gestielte Tumoren schicken noch abgerundet endigende Zäpfchen durch die Pars reticularis der Cutis bis in das subcutane Gewebe hinein; nur die kleinsten Knötchen, meist von miliarer und submiliarer Grösse, liegen rein in dem Corium selbst und sind alsdann undeutlicher begrenzt, aber doch nicht immer vollständig homogen, sondern noch undeutlich plexiform. Andere und zwar meist grössere und platte Knoten bilden im geraden Gegensatz zu den geschilderten keine auffällige Prominenz der Haut, sondern rein subcutan gelegene Massen von verschiedener

Grösse. welche aber regelmässig am Rande sich in grössere und kleinere zungenförmige Lappen oder platte Zapfen auflösen lassen und gerade hierdurch, so wie durch ihre weisse Farbe und leicht höckerige Beschaffenheit eine grosse Aehnlichkeit mit kleinen Brustdrüsen darbieten. Bisweilen sitzen diese Zapfen (3—5) nur an einer Seite des platten subcutanen Tumors, so dass er die Gestalt einer Hand mit verstümmelten Fingern darbietet. An der Cutis hängen fast alle subcutan gelegenen Tumoren mit irgend einer Stelle ihrer oberen Fläche fester an. Einige der grössten dieser subcutanen Tumoren (4 Ctm. Durchmesser) zeigen nun im Innern ein ganz gleichmässiges, bei Anwendung geringer Gewalt nicht aufzulockerndes. weisses Gewebe. Auch in beiden Brustdrüsen finden sich grössere, aber dichte Massen fast homogener Beschaffenheit und intensiv weisser Farbe in Herden bis zu 3,5 Ctm. Durchmesser. nicht so herauszuschälen, wie die subcutanen Geschwülste. sondern in der übrigen bindegewebsreichen kräftigen Brustdrüsensubstanz sich verlierend.

Im Allgemeinen hat die Haut des ganzen Körpers ein schmutzig bräunliches Colorit; genauer betrachtet, existiren an den meisten Theilen. namentlich am Rumpf und Hals zahllose linsengrosse, braune Pigmentflecke. ausserdem ein grösserer (4 : 3 Ctm.) auf dem linken Gesäss, ferner aber intensive diffuse braune Färbungen längs der Aussenseite der Oberschenkel, rings um die äussere Scham. in der Sacral- und Inguinalfalte. und an der Haut der Schulterhöhe. Die Haut über den Tumoren ist ebenfalls braun gefleckt, durchschnittlich etwas blasser, wie die umgebende Haut, namentlich leuchten die Tumoren des Hinterhauptes gerade wegen der Pigmentarmuth der bedeckenden Haut durch den schwarzen Haarwuchs stark hindurch.

Bauchdecken schlaff. in der Bauchhöhle eine geringe Quantität. etwa 30 Ccm. Flüssigkeit, fast klar, ohne Fibrin. Dünndarm gefüllt mit viel Flüssigkeit. Am Jejunum starke Injection. starke Chylification. An der Oberfläche des Dünndarms ein fast erbsengrosses. in zwei Höcker zerfallendes, und ein kirschenkerngrosses Knötchen, beide derb und mit stark vascularisirter Serosa versehen. flach dem Darme aufsitzend. Am Anfangstheil des Jejunums eine Verwachsung mit einer Schlinge der Flexura sigmoidea. dann Verwachsung mit der linksseitigen Oberfläche des Mesenteriums, von hier gehen strahlige Narben auf die Unterfläche des Messocolon transversum. Gegenüber der Verwachsung prominirt frei in die Bauchhöhle ein grosser Tumor, hervorgewachsen aus der Wand des Jejunum. bestehend aus zwei Abtheilungen. die grössere wallnussgross, sehr bunt durch schwarze Färbung und durch blutige Röthung; die kleinere consistent, in beweglicher Substanz gelagert, so dass sie beim Betasten den Eindruck einer Lymphdrüse macht. Mit seinem Stiel geht dieser Tumor über in den zweiten Höcker. welcher noch eine unvollständige Theilung zeigt und mit glatter Serosa überzogen ist. ausserdem taucht dieser in die Darmwand ein und schickt eine Verlängerung ins Darmlumen. In der Excavatio utero-vesicalis prominirt die vordere Wand des Cervix uteri als ein doppelter kleiner flacher Höcker, über welchem die Serosa verschieblich ist. Rechts ist der Cruralring weit offen. so dass das Peritoneum sich leicht einstülpt. Verwachsung zwischen Flexura sigmoidea und Gallenblase. Leichter Schnürstreifen an der Leber. Zahlreiche Knötchen an der Oberfläche des Magens. an der hinteren Wand des Fundustheils ganz vereinzelt. dagegen an der vorderen Fläche gewiss 20 zu zählen. meist von miliarer Grösse. ziemlich durchsichtig. ohne weisses Centrum. nicht angeordnet nach dem Gefässverlauf. beliebig hingestreut. Netz mässig fettreich, bietet keine Knoten. Auf dem Colon transversum sind oberflächliche miliare Knoten von gelber Farbe, wahrscheinlich Fettläppchen. Die Leber zeigt kleine Auswüchse an der Kapsel, doch nicht circumscripte Knoten wie der Magen. Lungen nicht retrahirt, bedecken den Herzbeutel ziemlich stark, beide Lungen bis auf die Basis stark adhärent. Auf der Oberfläche des rechten Zwerchfells sind weiche bindegewebige Massen als circumscripte Prominenzen, welche zottig aus- laufen und keine deutlichen Knoten einschliessen. Totale Synechie des Herzens, die Adhäsionen zeigen theils leistenförmige Verdickungen, theils kleine knotige Einschlüsse, jedoch keine deutlichen Fibrome. Das Herz schält sich leicht heraus, im Ganzen ist es klein, enthält rechts ein stark speckhäutiges Blut, speckhäutige Massen in den Lungenarterien. Herz etwas braun; an der Mitralis am hinteren Segel ganz kleine Excrescenzen; sehr starke atheromatöse Heerde und sclerotische Flecken in der Aorta ascendens. Keine Struma. In der Trachea blutiger Schleim, im Rachen grössere Blutgerinsel. Pleura costalis löst sich leicht ab. Keinerlei Veränderungen der Schleimhaut des Rachens und Gaumens, der Zunge und Epiglottis. Im Aortenbogen starke atheromatöse Ulcerationen, in der Aorta descendens geringer. Im unteren Theil der Trachea findet sich ein Blutgerinsel, welches, mit Schleim bedeckt, sich in die Bronchien bis zu solchen vierter Ordnung ramificirt. Auf der hinteren Wand der Trachea zahlreiche Knötchen miliarer Grösse, transparent, derb, flach aufsitzend, mit geröbteter Umgebung, an der rechten Seitenwand prominirt ein etwas derberes, verschiebliches, noch nicht ganz erbsengrosses.

Beide Lungen stark aufgebläht, an der Oberfläche des rechten oberen Lappens sind weisse bindegewebige Verdickungen gewöhnlicher Art. Zahllose kleine schieferige Herde, zum Theil als kleine miliare Knötchen, in der Spitze des oberen Lappens eine wallnussgrosse Höhle mit blassröthlichem Eiter und glatter Wand; weiter vorn eine zweite Höhle, ebenfalls mit vollständig glatter Wand, mit continuirlicher Membran und schieferiger Induration der Umgebung; in ihr ein grosses Blutgerinnsel, zum Theil als ein Sack gebildet, dessen Wandung der Höhlenwand sich innig anschmiegt, diese Masse bildet eine eingesunkene Blase, welche in den Hilustheil der Caverne prominirt und im aufgeblähten Zustande die Grösse einer kleinen Kirsche besitzt. (Aneurysma einer Pulmonalarterie, welches zum Studium der Bildung dieser Aneurysmen von Herrn P. Meyer für seine Ar- beit in den Archives de Physiologie normale et pathologique. VII. 598 ver- werthet wurde.)

Linkerseits finden sich keine Cavernen. nur schieferige Herde, stellenweise einige frischere, graue, sehr trockene Hepatisationen in dem unteren Lappen, ferner grosse Partieen. die sehr schwarz gefärbt sind und auf dem Schnitt eine balkige Beschaffenheit besitzen. In den unteren Theilen schwaches Oedem. hie und da an den Randpartieen auch des linken Unterlappens frische pneumonische Verdichtungen.

Milz ist 20 Ctm. lang, unterer Theil 9,5 Ctm. breit, bis 4 Ctm. dick, schlaff, doch nicht sehr brüchig, sehr blass, nur einzelne rothe Flecken, spärliche, abge- grenzte, rein weisse, kuglige Follikel, fast stecknadelkopfgross.

Die linke Niere ist von normaler Grösse. an der Oberfläche zahlreiche weissliche, verwaschene Flecken, in ihnen hie und da durchsichtige Knötchen von miliarer Grösse. In den Markkegeln finden sich ganz spärliche weisse Knöt- chen vor, sämmtlich ohne fettiges Centrum. Rechts sind ähnliche Herdchen nicht aufzufinden.

Im Duodenum ist rothe Flüssigkeit, im Magen ganz blutiger Inhalt und ein Blutklumpen, blasse Schleimhaut, sonst keine Veränderungen, nur ist sie ein wenig rauh, namentlich am Pylorustheil. Pancreas von ziemlicher normaler Grösse. Oberhalb der Mündung des Ductus choledochus ist eine Prominenz, entsprechend dem dem Duodenum angelagerten Pancreas, die innere Oberfläche ist hier höckerig mit zottiger Schleimhaut bedeckt. Ductus choledochus ist vollständig frei. In der Gallenblase ist viel galliger Inhalt, ziemlich dünnes Sediment, aus kleinen Körnchen zusammengebacken, Pigmentsteine (schwarz, höckerig). An der Wand nichts Besonderes. Zwerchfell sonst von Knötchen frei. Leber von durchaus guter Beschaffenheit, sehr deutlich acinöse Zeichnung, auf dem Schnitt ziemlich spärliche rothe Flecken, einzelne kleine rothe Stellen mit einem weissen Centrum. Harnblase zusammengezogen, ohne Inhalt. Im Rectum ist eine etwas lottige weiche Masse, Schleimhaut unverändert, nur findet sich ein kleines submucös gelegenes Knötchen mit schwarzem Hofe, aus zwei Abtheilungen bestehend. An dem Uterus zeigt sich der Cervix vergrössert, weit, derber wie der Körper, innen eine tiefe Grube eingeschnitten, mit glatter Schleimhaut, ebenso wie die prominirenden Wülste, welche aus weisser, offenbar bindegewebiger Substanz bestehen, überzogen; auch auf dem Schnitt zeigt diese Substanz keine scharfe Abgrenzung; dagegen zerfällt sie hier von aussen her in zwei, in eine obere und eine untere Abtheilung, in Folge einer querverlaufenden Furche. In der Aorta abdominalis sind wenig Sclerosen, reichlicher in den Iliacae, namentlich in den Iliacae communes. Nebennieren bieten nichts Besonderes. Knochenmark sehr fettreich, ganz weiss, im Knochen nichts Besonderes. Die untersuchten Gelenke sind normal.

Im Jejunum zeigen sich äusserlich mehrere über stecknadelkopfgrosse kleine Knötchen, wesentlich in der Mucosa, doch auch prominirend in die Submucosa, hier an einer Stelle ein ganz kleines Ulcus. Weiterhin kommen noch kleine Ulcerationen mit buchtigen Rändern in den Peyer'schen Plaques, hier und da auch ein kleines Knötchen, submucös gelagert, aber nicht käsig. Im Ileum zuerst kleine Ulcerationen in den Peyer'schen Plaques mit gänzlich gereinigtem Grunde, keine Knötchen daneben wahrzunehmen. Die Ulcerationen werden nach unten grösser, bekommen etwas diffuse Schwellung der Ränder; sie fliessen etwas zusammen, trotz der Schwellung keine Knoten. Aussen in der Serosa hier keine Knötchen. Dann sind einzelne evidente folliculäre Ulcerationen im Coecum und Colon ascendens vorhanden.

Auf der vorderen Fläche der linken Tibia, etwa in ihrer Mitte, sitzen zwei durchscheinende Tumoren nebeneinander aussen auf dem Periost, der grössere 11 Mm., der kleinere 6 Mm. Längsdurchmesser, jeder 4 Mm. dick, von blass röthlicher Farbe; ein dritter Tumor findet sich oberhalb der Mitte. Rechts auf der Tibia ein grosser Tumor von 7 Mm. Durchmesser und 3 kleinen Knoten, ebenfalls flach sitzend im Periost, und ebenfalls dem Knochen anhaftend.

Links im Nervus cruralis, in der Mitte des Oberschenkels, schon im Anfang des N. saphenus ein Tumor, spindelförmig, 32 Mm. lang, 7 Mm. dick, der Nerv an seiner hinteren Seite verlaufend. In der Höhe des Knie am Saphenus ein anderer kleiner Tumor. Kleine Tumoren in den Muskelästen des Cruralis. Der Cutaneus lateralis (Femoro-cutaneus) hat 2 Tumoren, der eine unterhalb der Theilungsstelle am oberen Ast, der andere handbreit oberhalb. An den Muskelästen des Obturatorius mehrere Knoten. Rechts: Die Hautäste der Peronei sind ziemlich dick, namentlich der Superficialis, aber keine deutliche Knoten im ganzen Verlauf, Obturatoriusäste mit Knoten. Der Femoro-cutaneus bietet

Knoten oberhalb und unterhalb der Theilungsstelle. Am Cruralis in der Gegend des Abgangs der Profunda femoris ein 16 Mm. langer Knoten, gelegen an einem Zweige, der an die innere Seite des Oberschenkels geht. Der Saphenus hat in seinem weiteren Verlaufe am Oberschenkel 4 Anschwellungen, die grösste am Kniegelenk. Unterhalb des Knies kommt noch ein Knoten am Saphenus vor. An den Nerven der Zehen und der Finger, auch an der Mittelzehe des rechten Fusses, an welcher ein fast kirschengrosses, subcutanes Neurom sitzt, ist keine Veränderung. Ein dem letzteren ähnlicher Tumor an dem Basalglied des linken vierten Fingers lässt einen Zusammenhang mit dem Stamme des N. digitalis nicht nachweisen, hängt ausserdem fest mit der Haut zusammen. Rechts an den Rami posteriores vom I. und II. Intercostalnerven und im Verlauf der Aeste nach der Achselhöhle sind mehrere Knoten; im III. Intercostalis sitzt ein Knoten in seinem Verlauf zwischen den Intercostalmuskeln. Armnerven und Plexus brachialis frei bis zur Hand hin, wenigstens in den Stämmen. Links am VIII. Intercostalnerven am Durchtritt seines Ramus superficialis durch den Serratus magnus und in dieser Musculatur sitzt auch je ein Knoten. Links zeigen auch kleine Aeste vom Plexus brachialis kleine Anschwellungen innerhalb der Achselhöhle. Olfactorii, Optici, Oculomotorii, Trochleares, Faciales bis in alle Aeste frei, ebenso die Nervi mentales, dagegen sind die Frontales und Supraorbitales in ihren Verästelungen am oberen Theile der Stirn mit mehreren Knoten versehen. Am Auriculo-temporalis kein Knoten.

Als die Präparation der Hautnerven, nachdem dieser Ueberblick gewonnen worden war, noch weiter fortgesetzt wurde, tauchten noch an vielen feineren Verzweigungen im subcutanen Fettgewebe kleinste spindelige Anschwellungen auf (s. Taf. IV. Fig. 2); doch liess sich nicht feststellen, dass ihre Zahl und Grösse etwa der Ausbildung der Hauttumoren proportional war. So z. B. war es schwer, an den subcutanen Nervenfädchen der oberen Rückenhaut, sowie an den Nervenverästelungen der Kopfhaut, trotz ihres reichen Besitzes an Fibromen, Neurome aufzufinden; andererseits gelang es an der fibromarmen Unterschenkelhaut ziemlich leicht und die reichste Ernte an Neuromen gaben die Hautnerven der Oberschenkel. Auffallend ist, dass in den Ischiadici, in den Stämmen der Plexus lumbares, überhaupt in den grossen Stämmen der Rückenmarksnerven keine Knoten und keine Verdickung zu finden waren, nur die Plexus sacrales waren reich daran, und zwar beiderseits der erste N. sacralis auf eine Länge von 5 Ctm. mit mehreren Spindeln besetzt, der zweite und dritte rechts geringer und etwas diffus geschwollen, links mit isolirten Knoten versehen. Diese Verdickungen reichten sogar bis in den Sacralcanal hinein, aber nicht bis an die Dura, und weiter waren die zugehörigen Wurzeln, ebenso wie alle übrigen, vollkommen frei. Rückenmark und Gehirn boten gar nichts Besonderes, auch nicht bei der mikroskopischen Untersuchung, welche allerdings nur am frischen Organ vorgenommen wurde. Die Ursprünge der Hirnnerven waren ebenfalls absolut frei, und an ihren Stämmen zeigten nur die Vagi am Halse je zwei kleinere spindelförmige Auftreibungen, unsymmetrisch, keine Knoten an ihren Plexus zu finden, Brust- und Halssympathicus sind frei, am Lendentheil sind zweifelhafte Knötchen, dagegen werden evidente Neurome im Plexus mesentericus superior (dem obersten Theil des Jejunum entsprechend) herauspräparirt, und in gleicher Weise von einzelnen länglichen Knötchen des Magens die zugehörigen Nervenfädchen mit dem Messer verfolgt.

Die Nerven der Vola manus und der Planta pedis liessen beiderseits keine Knötchen auffinden, ebenso wenig war an der äusseren Haut dieser Theile die

geringste Tumorbildung oder Pigmentirung, sie war nur derb, mit dicker harter
Epidermis versehen, wie es die Beschäftigung der Tagelöhner mit sich bringt.

Die Epicrise des Falles musste hiernach lauten: Multiple weiche Fibrome der äusseren Haut, auch des subcutanen Gewebes, multiple fibromatöse
Neurome der Hautnerven, der Stämme und Zweige der Nerven der Extremitäten, vorwiegend der unteren, so wie der Plexus sacrales, der Vagi und
Bauchsympathici, der Stirnhautäste der Trigemini, einzelner Muskeläste
der N. obturatorii. Weiche Fibrome am Periost der Tibiae. Miliare Fibrome
in der Magen- und Jejunumwandung, hier zwei Sarcome. Alte schiefrige
Indurationen in den Lungen. Cavernen, Tuberkel der Niere. Perihepatitis, Peri-
carditis, tuberkulös-folliculäre Ulcerationen des Darmes. — Tod durch Pneu-
morrhagie aus einem Pulmonalarterien-Aneurysma.

Krankengeschichte. Die K. war am 23. Januar 1879 wegen ihrer
Lungenblutung in das Spital transportirt worden, dort aber schon nach wenigen
Stunden gestorben, und hatte nach Aussage der Krankenwärterin angegeben, dass
die Geschwülste an ihrer Haut seit ihrem dritten Lebensjahre schon existirten und
stets schmerzlos gewesen wären; als dann der Reinlichkeit halber die Kopfhaare
gekämmt und abgeschnitten, und dabei einige Tumoren mit der Schere verletzt
wurden, hatte sie behauptet, keinerlei Schmerz zu empfinden. Herr Dr. Schu-
chardt hatte sie im Laufe des Jahres 1875 in der hiesigen Policlinik gesehen,
welche sie wegen eines Bronchialcatarrhs 6—8mal besuchte. Ueber die Hautgeschwülste befragt, hat sie damals angegeben, dass sie dieselben besässe, so lange
sie denken könnte, als Kind hätte sie dieselben schon sicher gehabt, ob sie
gewachsen oder sich vermehrt hätten, wusste sie nicht anzugeben. Niemals,
behauptete sie, Schmerzen oder irgend welche Beschwerden davon gehabt zu haben,
jedenfalls waren sie bei der Untersuchung der Kranken absolut nicht schmerzhaft.
Auf den Vorschlag, einzelne der Geschwülste zu exstirpiren, wollte sie gerade
wegen des Mangels jeder Beschwerde sich nicht einlassen. Von rheumatischen
Beschwerden wusste die Patientin eben so wenig.

Von dem jüngeren 48jährigen Bruder der K. habe ich aldann noch die Angabe erhalten, dass die K. zwei Mal verheirathet war und 11 Kinder geboren hat,
und zwar sämmtlich im Spital und mit Kunsthilfe, keines dieser Kinder sei
mehr am Leben. Von den Tumoren an ihrem Körper wusste er nur, dass er an
ihrem Kopfe und Halse schon seit 15 Jahren einige wahrgenommen hatte, dass
sie keinerlei Beschwerden, keinerlei Störung der Hautfunction, vielmehr erst seit
vier Jahren Kopfschmerzen und Schwäche geklagt hatte, sie hätte stets kräftig
gearbeitet bis zuletzt und von ihrer Hände Arbeit in Kost und Wohnung bei
anderen Leuten gelebt. Ausser einem grossen Hang zum männlichen Geschlecht
habe sie in ihrer geistigen Sphäre nichts Besonderes gezeigt.

An dem Körper dieses Bruders, welcher bisher nur von äusseren Leiden vor
15 Jahren ein Furunkel im Nacken, welches erst nach 4 Wochen heilte, ferner
Kniescheibenbruch durch Hufschlag beim Militär) betroffen worden war, konnte
ich keine Pigmentflecke auffinden, dagegen 1) im Nacken einen platten, subcutanen, verschieblichen, mit der Haut aber etwas adhärenten Tumor, welcher
am unteren Rande in 3 Lappen aufzulösen war, und sich etwas härter, denn ein
Lipom anfühlte. 2) am Rücken auf dem untersten Dorsalwirbel einen kirschkern
grossen, halbkugeligen, rundlichen, weichen, gegen die Tiefe, wie gegen die bedeckende Haut leicht verschieblichen Tumor. Längs der Nerven keinerlei Härten
zu fühlen.

Die Resultate der genaueren Untersuchung, welche mit allen erforderlichen Hilfsmitteln der modernen Technik (Färbung mit Osmiumsäure, oder Goldchlorid, Pikrokarmin, Hämatoxylin, nach variirten Methoden) sowohl an Schnittpräparaten, wie an Strängen und Stücken, welche mit Messer und Nadel aus den Tumoren herausgeschält worden waren, vorgenommen wurde, fasse ich in Kurzem zusammen:

Die Neurome zeigen überall in deutlichster Weise die Verhältnisse der weichen Fibrome, nicht die geringste Neubildung von Nervenfasern, auch keine fettige Degeneration oder Zerstückelung derselben, sondern die Nervenfasern gut erhalten, selbst durch dickere Neurome noch gut zu verfolgen, nur einzelne Fasern verschmälert, aber auch dann noch myelinhaltig, dagegen Anbildung von Bindegewebe und zwar in welligen, längsverlaufenden Balken äusserst zart fibrillärer Beschaffenheit mit kleinen, etwas platten, länglichen Bindegewebszellen, durchzogen von einem weitmaschigen Blutgefässnetz (Taf. III. Fig. 3). Das Nervenfaserbündel ist durch das neugebildete Bindegewebe immer nur wenig dissecirt, die Hauptmasse des letzteren liegt vielmehr, sowohl bei den Verdickungen geringsten Grades (Taf. III. Fig. 4), wie · namentlich bei ordentlichen Tumoren, zwischen dem Nervenfaserbündel einerseits und seiner lamellären Scheide andererseits (Taf. III. Fig. 3, 5 und 6). Letztere ist selbst an solchen ausgebildeten Tumoren oft noch deutlich von dem vermehrten intrafascikulären Bindegewebe (Endoneurium Key und Retzius) abzuheben (Taf. III. Fig. 3 und Taf. IV. Fig. 7). Freilich geschieht diese Trennung nur mit Anwendung von Gewalt, und ferner sind an vielen Neuromen die Scheidenlamellen in das neugebildete Bindegewebe mit einbezogen oder gar ganz darin aufgegangen. Trotzdem ist auch im letzten Falle die Gränze des Neuroms nach aussen scharf, das einhüllende Bindegewebe (Epineurium) nur dann fester haftend und verdickt, wenn die fibromatöse Schwellung auf benachbarte Nervenäste übergeht (Taf. III. Fig. 6). An einzelnen weicheren, ganz durchsichtigen, wie myxomatösen Neuromen ist das gewucherte Bindegewebe lockerer gewebt, weniger balkig, eher spongiös, doch nur kleine Lücken darin, welche von den zarten, platten Zellen, selten von Rundzellen, sehr selten von Körnchenkugeln eingenommen sind. — In der feineren Beschaffenheit kommen diese Neurome ganz denjenigen, welche sich in dem früher von mir beobachteten und von Genersich (I.) beschriebenen Würzburger Fall vorfanden, gleich, namentlich auch hinsichtlich der nur minimalen Veränderungen der Primitivnervenfasern.

In den Neuromknötchen der noch mit unbewaffnetem Auge zu isolirenden Nervenfädchen des subcutanen Gewebes war die Struktur gewöhnlich keine andere, wie die eben geschilderte. Als dann die Nervenplexus auf Horizontalschnitten oder nach Behandlung mit Kalkwasser und Goldchlorid oder in durch Essigsäure aufgehellten dickeren Gewebsfetzen verfolgt wurden, ergab sich, dass an den Nerven in gleicher Höhe mit den Schweissdrüsenknäueln oft gleichmässige Verdickungen oder auch mikroskopische, zierliche, spindelförmige Neuromknötchen vorhanden waren, meistens so, dass die verdickte Scheide ihre längsstreifige fibrilläre Beschaffenheit, namentlich aber die schärfste Absonderung von dem einhüllenden Bindegewebe bewahrt hatte. Aber auch Nervenscheiden, welche ihre fibrilläre Streifung eingebüsst hatten, durchsichtig und zellenreicher geworden waren, traten hier auf, meist schon in Beziehung zu den Hauttumoren (Taf. IV. Fig. 11).

Die Hautfibrome bauten sich im Allgemeinen aus einem, wenn auch zähen, doch durchsichtigen Bindegewebe auf, Zellen sind in ihm in mässiger, wenig wechselnder Zahl, in äusserster Kleinheit, so dass gewöhnlich auch nach der Tingirung nur ihre Kerne auffallen. Reichlicher aber sind diese Zellen unbedingt wie in dem normalen Coriumbindegewebe, so dass gerade hierdurch die Grenze gegen letzteres deutlich bezeichnet wird. Das Grundgewebe ist immer in den weicheren Massen sehr undeutlich faserig, erst in den derberen Theilen wird dasselbe deutlich streifig, wellig fibrillär, letztere (Taf. V. Fig. 17) sind sehr gefässarm, erstere dagegen von einem weitmaschigen Blutcapillarnetz (Taf. V. Fig. 9) durchsetzt.

Elastische Fasern fehlen in ihnen gänzlich mit Ausnahme der lockeren Bindegewebszüge, welche die einzelnen Stränge und Klumpen, aus denen fast jeder Tumor besteht, unter einander verbinden, mit Ausnahme ferner der Faserzüge, welche die eingeschlossenen Hautdrüsen noch einscheiden.

Trotz des Fehlens deutlicher Fibrillen hat dieses eigentliche Tumorgewebe aber meistens eine streifige Anordnung, namentlich mit dadurch veranlasst, dass die Zellen mit ihren etwas länglichen Kernen parallel gerichtet sind. Auch mikroskopisch zeigt sich nun, dass jeder über erbsengrosse Tumor und gewöhnlich auch herab bis zur Stecknadelkopfgrösse nicht gleichmässig aus dem durch Zellenreichthum und Fibrillenarmuth charakterisirten Bindegewebe sich zusammensetzt, sondern letzteres durch spaltenförmige Interstitien, welche das gewöhnliche grobmaschige, lockere Cutisbindegewebe enthalten, in Abtheilungen gesondert wird. Es bildet das Gewebe offenbar Balken ungleicher Dicke, bald platt, bald dick, in einander übergehend. Auf vertikalen, wie auf horizontalen Schnitten ergeben sich die Ansichten, wie sie einer richtigen plexusartigen Anordnung zukommen, bald mehr, bald weniger deutlich. Begreiflicherweise ist diese Anordnung makroskopisch durch Zerlegung viel leichter nachzuweisen und zu verfolgen, wie auf den Durchschnitten.

Prüft man nun die zapfen- und zungenförmigen Ausläufer, welche man namentlich an der Unterseite der Hauttumoren verfolgen kann, mikroskopisch, so ergiebt sich meistentheils, dass sie veränderte Schweissdrüsen enthalten, an anderen gelang es, einen eintretenden Nerven zu erkennen (Taf. IV. Fig. 11), endlich findet man bisweilen, namentlich an den Knoten des Kopfes, Haarbälge darin eingeschlossen, die Schweissknäuel sind aber in der Zahl ganz bedeutend bevorzugt. Wenn man an den Stellen, wo die Haut mit kleineren bis erbsengrossen Tumoren besetzt ist, das Unterhautfettgewebe wegräumt, sicht man schon blossen Auges zahlreiche kleine durchsichtige Klümpchen des Tumorgewebes je in einer Masche der Pars reticularis stecken. Schält man dieselben heraus, so erweist ein jedes sich als das untere Ende jenes Zapfens, welchen ein auf der Hautfläche prominirendes Knötchen durch die Cutis nach unten entsendet. Nicht selten fehlt dem Zäpfchen aber auch das Knötchen oder es ragt das untere Ende aus der Masche 3—6 mm hervor bis in das Fettgewebe und ist dabei nicht selten umgeschlagen und abgeplattet. Oft gelingt es, auf dem Objektträger diese Zäpfchen zu zerlegen und zu einer Hufeisenform zu entfalten. In diesem Falle liegt entweder ein deutliches umgebogenes Neurom vor (Taf. IV. Fig. 8), oder — und das ist bei weitem das Häufigere — man findet in dem dicken Mittelstück des Hufeisens mehrere Schweissknäuel neben einander, von jedem geht je ein Schweisskanal aus und bildet alsdann die Achse eines fibromatösen Stranges, welcher durch die Cutis zur Oberfläche, fest durch Tumorgewebe verbunden mit seinem Nachbarn, aber nach oben zu gewöhnlich von ihm noch zu sondern, emporsteigt (Taf. IV. Fig. 14). Das die Schenkel des Hufeisens verbindende Gewebe ist entweder gewöhnliches lockeres Cutisgewebe oder auch bereits Tumorgewebe, welches noch lockerer gefügt und daher trennbar ist. Namentlich ist es aber in den Balken, welche aus den gestielten Hauttumoren herauszuheben sind, ein Leichtes, wenigstens an den peripherisch gelagerten Balken, eingeschlossene Schweisskanäle nachzuweisen. Nur ganz selten glückt es, ein Nervenstämmchen mit 5—10 Primitivfasern als axialen Stock des Bruchstücks eines solchen Tumorbälkchens zu demonstriren (Taf. IV. Fig. 10). Dagegen sieht man eher auf Durchschnitten durch dichtere Tumortheile Nervenfasern ganz einzeln oder zu 2—4 mitten im Gewebe auf weite Strecken verfolgbar. Ich konnte sie auch noch herauszupfen und erhielt dabei an ihnen bisweilen eine deutlich verdickte buckelige Scheide, die aus längsstreifigem Gewebe gebildet war. Der in die Geschwulst eingepflanzte Haarbalg bot oft nur einen dünnen gewöhnlichen Haarsack, dessen äusserste longitudinelle Faserschicht dann sich in dem Tumorgewebe verlor; ich sah aber auch den eingepflanzten Haarbalg aufgetrieben, die quergefaserte Schicht von der äusseren Wurzelscheide weit abgedrängt, als ob das Tumorgewebe in den Haarsack hineingebrochen war. Namentlich zeigte sich aber der Haarbalgmuskel von dem Fibromgewebe durchdrungen, so dass die Muskelfasern in einzelne weit von einander stehende Bündel gruppirt waren.

Arterien verlaufen in dem Tumorgewebe eng eingebettet, wie die anderen bezeichneten Gebilde, aber gewöhnlich noch umgeben mit einer ganz dünnen Adventitia. Dagegen verläuft der Schweisskanal gewöhnlich so durch das Tumorgewebe, dass letzteres das Epithel des Kanals unmittelbar berührt. also an die Stelle der früheren bindegewebigen Hülle getreten ist. (Taf. IV. Fig. 15.) Ebenso ist es durchaus Regel, dass das Nervenfaserbündel oder auch die vereinzelte Nervenfaser nackt, ohne besondere Scheide dahinzieht. (Taf. V. Fig. 9.) Bisweilen gelingt es aber auch, in grosser Entfernung vom Nervenstämmchen dichtere Gewebszüge aufzufinden, welche einen Strang des Tumorgewebes begränzen und dadurch die Andeutung geben, dass sie die nach aussen verlagerten Reste der in die Tumorbildung einbezogenen lamellösen Scheide des betreffenden Nervenstämmchens darstellen (Taf. IV. Fig. 10). Veränderungen an den Nervenfasern habe ich nicht auffinden können. ebensowenig Bilder, welche etwa direct eine Zerstreuung der Nervenfäserchen eines Bündels, eine Dissection desselben durch das neue Gewebe, ganz klar demonstrirten.

Da Schweissknäuel, welche in die Tumormasse einbezogen

wurden, nach der angegebenen Präparationsmethode so leicht zu erhalten waren, liess sich die Reihenfolge der Veränderungen derselben
mit der Sicherheit, welche überhaupt durch das Zusammenstellen von
ähnlichen Dingen neben einander zu erlangen ist, in folgender Weise
fixiren. Zuerst werden die einzelnen Windungen des Knäuels auseinander gedrängt, die vom interstitiellen Bindegewebe eingenommenen
Maschen deutlicher, dabei treten unter Umständen schon hyaline
Cylinder im Lumen auf (Taf. IV. Fig. 13). Alsdann bildet sich das
Tumorgewebe vollständig aus und zwar zunächst mit Erhaltung, allerdings aber auch Infiltration und daher Verdickung der eigenen bindegewebigen Hülle des Kanals, welche gerade in Folge ihrer Verdickung, namentlich wohl auch durch ihren Gehalt von elastischen
Fasern gegen das interstitielle Gewebe sich ungemein scharf abhebt.
Aber diese scharfe Sonderung verliert sich später, während die
Windungen durch das anwachsende Tumorgewebe immer weiter von
einander getrieben, namentlich aber auch immer mehr gestreckt werden,
so dass die Biegungen sich abflachen. Hierdurch kommen oft zierliche Spiraltouren an ihnen heraus (Taf. IV. Fig. 15). Wie bedeutend
die Streckung des Drüsenkanals, wenn er in dieser Weise vom Tumorgewebe erfasst wird, werden kann, illustrire ich wohl am besten
durch die Angabe, dass ich einen Hufeisenschenkel isoliren konnte,
in welchem der Schweisskanal ohne Knäuel und ohne Mündungstheil
im Papillarstratum der Haut 9 mm. lang war — sein Epithel war
durchaus nicht verunstaltet, bot nichts vom Normalen Abweichendes;
es musste somit eine Neubildung von Epithelzellen stattgefunden
haben. An anderen Stellen ergaben sich allerdings wohl Veränderungen des Epithels, Abplattungen, in denjenigen Abschnitten nämlich,
welche dilatirt waren (Taf. IV. Fig. 15), mehrfach traf ich auch in
dilatirten Windungen der Knäuel grosse Klumpen hyaliner Substanz,
endlich auch grossartige Dilatationen des äussersten Endes des
Schweisskanals, Abschnürungen dieses Theils und schliesslich vollständige Isolirung desselben, wiederum mit hyaliner Ausfüllungsmasse (Taf. IV. Fig. 16).

Die veränderten Schweissknäuel liegen oft an dem äussersten
Ende des Zäpfchen, gewöhnlich an seiner Peripherie gleichsam flach
ausgebreitet, zwei oder drei in seinem Umfang neben einander, entweder stark in die Länge gezogen oder abgeplattet. Es macht daher
den Eindruck, als ob zuerst eine Tumormasse zwischen ihnen ge

wachsen wäre und sie erst später einbezogen hätte. Es lag nahe, nachzuforschen, ob nicht etwa ein zwischen ihnen verlaufender Nerv oder ein Gefäss den ersten Sitz des Tumors gebildet hatte. Diesbezüglich muss ich erwähnen, dass ich in den allermeisten Fällen vergeblich nach einem Neurom oder auch nur einem Nerven gesucht habe. Ein länger gestrecktes Blutgefäss, eine Arterie mit tumorartig verdickter Adventitia haben ich zuweilen auffinden können, aber keineswegs war an ihr die Tumormasse so gross, dass sie hätte das Zuerstergriffene sein müssen. Dagegen habe ich einige Male das Ende des Zapfens, nach Art des in Taf. IV. Fig. 11 abgebildeten, mit schärfster Begränzung in einen Nerven sich so verlaufen sehn, dass das äusserste Zapfenstück wenigstens den Namen Neurom vollkommen verdiente.

Die miliaren Knoten, welche rein in dem Cutisgewebe, nahe der äussern Oberfläche lagerten, und daher trotz ihrer Kleinheit prominirten, waren, soweit sie untersucht wurden, sämmtlich derb und bestanden ebenso, wie die derben Stellen der Balken grosser Tumoren, nur aus gebogenen Zügen deutlich fibrillären Bindegewebes (Taf. V. Fig. 17), dessen Zellenreichthum, wenn auch grösser wie in dem normalen Cutisgewebe, doch entschieden geringer war. wie in den weichen Tumortheilen, z. B. in den die Cutis durchdringenden zapfenförmigen Stielen einer Geschwulst.

Wo die Tumoren gegen die umliegenden Theile, Cutis oder Unterhautgewebe gut verschiebbar waren, ergab sich bei der mikroskopischen Untersuchung immer ein lockeres, spaltenreiches Bindegewebe (Taf. V. Fig. 17), dessen Balken in die Bälkchen des Tumorgewebes an seinen derberen Particen continuirlich übergingen — ähnlich den Einrichtungen, welche wir an der Mehrzahl der Uterusmyome kennen.

Die Knoten der Darm- und Magenwandung zeigten schon dem blossen Auge Eigenschaften, durch welche sie von miliaren und übermiliaren Tumoren anderer Gattung (Tuberkel, Lymphomen) leicht zu unterscheiden waren. Einzelne waren viel zu gross, kirschkernbis wallnussgross, die miliaren zu hart für Tuberkel und nur in der Muscularis vereinzelt gelagert, nicht mit anderen, etwa in der Serosa gelegenen Knötchen Gruppen bildend, wie es bei Tuberkeln des Digestionstractus so regelmässig hervortritt. Sie waren im Magen und oberen Theil des Jejunum aufzufinden, wo primäre, auf Tuberculose verdächtige Ulcerationen der Schleimhaut gänzlich fehlten. Mikroskopisch war es auch leicht, den Beweis zu führen, dass die miliaren Knötchen aus demselben zarten, fast gar nicht fibrillären, mit sehr kleinen, doch deutlich spindeligen Zellen versehenem Bindegewebe aufgebaut waren, wie die Hauttumoren, dass sie frei von jeder käsigen Degeneration waren, und dass sie in dem interfasciculären Bindegewebe der Muscularis eingebettet, sich von diesem nicht scharf abgränzten. Aber eine Beziehung zu den Magendarmnerven zu demonstriren, das war die schwierige Seite der Aufgabe — leicht verständlich wegen der Schwierigkeit, hier die blassen, myelinlosen Nerven mikroskopisch zu verfolgen. Was so leicht war im Mesenterium, nämlich ein Knötchen im Nervenstämmchen sitzend zu isoliren, ist mir an einem Knötchen des Darmes nur einmal gelungen. Ferner habe ich aber an zwei Knötchen des Magens Folgendes erlangt. In den zerzupften Präparaten, welche nach der Behandlung mit Osmiumsäure hergestellt wurden, fanden sich in dem fibromatösen Gewebe grössere polygonale, mit plumpen, abgerundeten Fortsätzen versehene Körper (Taf. IV. Fig. 18), deutlich in Haufen gesammelt, jedoch jeder einzelne isolirt; ihre Substanz war ein leicht körniges, aber sicher fetttröpfchenfreies Protoplasma, ein Kern in ihnen, trotzdem die Form diese Gebilde gewiss als Zellen charakterisirte, durchaus nicht aufzufinden. Da hierdurch schon ausgeschlossen wird, dass es Zellen neuer Bildung, etwa junge Riesenzellen waren, so bleibt bei der unzweifelhaften Lagerung der Knötchen in der Muscularis nichts anders übrig, als diese Körper für atrophirte Ganglienzellen des Plexus myogastricus zu erklären. Die beiden grössten Knoten vom Jejunum hatten nur einen etwas anderen Habitus, ihr Gewebe enthielt namentlich grössere spindelförmige Zellen mit ovalen Kernen, oft stark körnigem Protoplasma, auch Körnchenkugeln kamen vor. Da diese Zellen dicht lagerten, die Intercellularsubstanz wenigstens im Innern des einen Tumor verflüssigt war, so dass hier entsprechend der blutigen Färbung auf dem Schnitt Höhlungen zu Tage traten, da der Tumor somit abweichend von den übrigen Fibromen im Innern Degeneration darbot, so ergiebt sich die Diagnose Sarkom und die Hypothese, dass ein Fibrom auf dem Wege des Zellenwachsthums und der Zellenvermehrung sarkomatös geworden ist. Hierzu bleibt noch zu bemerken, dass auch ein Neurom des Vagus ebenfalls längliche und deutlichere, weil etwas grösseren Zellen, wie die sonstigen Neurome und Fibrome, in der sehr durchsichtigen Grundsubstanz enthielt.

Die miliaren Knötchen in der Trachea erwiesen sich nicht, wie ich wegen ihrer Zerstreuung vermuthet hatte, als miliare Fibrome, sondern als richtige Tuberkel (dicht gelagerte Rundzellen und Riesenzellen, degenerirtes Centrum); eine Beziehung zu Nerven konnte ich nicht nachweisen. Die Periostknoten boten dagegen wiederum die evidenten Verhältnisse des weichen Fibroms. Ihr Gewebe war nur ungewöhnlich weich, die Grundsubstanz noch weniger gefasert wie sonst, die Zellen waren dafür deutlicher und trotz ihrer Kleinheit die Blutgefässe zahlreicher, wie schon die röthliche Farbe erwarten liess, endlich war eine plexiforme Anordnung an ihnen wegen der gleichmässig geringen Consistenz absolut nicht zu demonstriren. Dagegen war es sehr leicht, fast in allen Tumorstückchen Nerven aufzufinden, Stämmchen, welche 5—6 blasse und 1 oder 2 doppeltkonturirte Nervenfasern enthielten, ferner aber ohne jede lamelläre Hülle direkt in dem fibromatösen Gewebe lagerten und auf lange Strecken zu verfolgen waren (Taf. V. Fig. 9). Es kam sogar vor, dass eine durch die Myelinscheide gut charakterisirte, ganz vereinzelte Nervenfaser nackt oder in ihrer Endoneuriumhülle eingescheidet, von dem fibromatösen Gewebe umschlossen, weithin verlief. Auch hoben sich Blutgefässe ab, kleinere Arterien mit einer allerdings nur schwach nach aussen abgegränzten Hülle, aus Fibromgewebe gebildet. Der Reichthum dieser Periosttumoren an Nerven liess an eine Identität mit Neurofibromen nicht wohl zweifeln. Dinge, welche an Ganglienzellen erinnert hätten, wurden nicht aufgefunden.

Die härteren Knollen in der Brustdrüse bestanden wesentlich aus Bindegewebe, welches aber von gewöhnlicher Beschaffenheit war, aus durchflochtenen Bindegewebsbündeln, von evidenten, wellig verlaufenden Fibrillen zusammengesetzt, sich aufbaute und in fast regelmässiger Anordnung Brustdrüsenläppchen in etwas atrophischem Zustande einbettete. Einer dieser Knollen liess sich aus der Brustdrüse und zwar ihrer Hinterfläche herausheben mit Hinterlassung einer fast glatten Höhle; die übrigen aber hingen fest an dem Brustdrüsengewebe und liefen an ihrem Rande meistens in Balkenzüge aus, welche ein Geflechtwerk bildeten, aber in ihrem Innern von Nerven nichts, sondern nur einen Rest von Brustdrüsengewebe, ausserdem atrophisches Bindegewebe, ganz arm an Zellen, auffinden liessen. In die Vorderfläche der Brustdrüse senkten sich einige evident der Haut angehörige Tumoren ein, welche mit der Brustdrüsensubstanz auch bei genauerer Untersuchung keine Gemeinschaft besassen.

Nach diesen Strukturverhältnissen kann man diese Härten in beiden Brustdrüsen den übrigen Fibromen kaum gleichstellen, höchstens denjenigen, in welchen schon ein altes aus Fibrillenbündeln zusammengesetztes Gewebe angebildet war. Man muss allerdings aber wegen der zahlreichen Einschlüsse von Brustdrüsensubstanz, besonders aber wegen der atrophirenden Metamorphosen des Bindegewebes zunächst wohl daran denken, dass in ihnen nur eine nicht ungewöhnliche Altersmetamorphose oder auch die Induratio benigna älterer Autoren vorlag. Da ich makroskopisch an diesen Knoten keine Stellen mit durchscheinender Beschaffenheit, keine Plexiformität, keine scharfe Abgrenzung gegen das übrige Drüsengewebe wahrnahm, und mikroskopisch das Bindegewebe nur aus sich durchflechtenden Bündeln ganz gewöhnlichen, oder atrophisch hyalinen Bindegewebes bestand, da Stellen mit der Struktur des jugendlichen Fibromgewebes nicht aufgefunden wurden, so kann ich sie nur als circumscript verdickte und verhärtete Drüsenlappen (gemeine Fibrome) und nicht als Fibrome von der Art der übrigen Tumoren auffassen.

<hr>

II. Die Bildungsart der Neurofibrome.

Bei der Untersuchung des vorliegenden Falles hat sich als wichtigstes und auffallendestes Resultat ergeben, dass die multiplen N e u r o m e und die multiplen F i b r o m e der äusseren Haut g l e i c h z e i t i g vorhanden waren. Es ergab sich ferner aber, dass hier nicht eine zufällige Combination vorlag, beide Tumorarten vielmehr mit einander hinsichtlich ihres Baues, wie ihrer Lagerung übereinstimmten und gewiss in einen innigen Zusammenhang gebracht werden mussten. Für letzteres liegen triftige Gründe vor, indem 1) die Art des neugebildeten Bindegewebes in beiden Tumorarten fast gleich war, 2) Nerventumoren in die Tumoren der Haut von ihrer Unterseite eindrangen oder sich zuweilen aus denselben ausschälen liessen, 3) die Hautfibrome eine Lagerung darboten, durch welche sie von den sonstigen multiplen fibromatösen Neubildungen der Haut, sowohl den elephantiastischen, wie den papillomatösen differirten. In Beziehung auf jene elephantiastischen Hautgeschwülste ist darauf Gewicht zu legen, dass in unserem Fall selbst die kleineren Tumoren als wohl abzugrenzende Gebilde in dem Corium lagen, fast immer auszuschälen waren und oft eine plexiforme Anordnung besassen. Andererseits zeigte ihre Oberfläche durchaus nichts von der Rauhigkeit der Oberfläche der gewöhnlichen, ja auch durch Multiplicität ausgezeichneten Hautwarzen, und mikroskopisch ergab sich mit grosser Evidenz, dass das papilläre Lager des Corium, zuweilen sogar das ganze Corium über unsere Tumoren emporgeschoben, gedehnt und verdünnt, nichts weniger als hypertrophisch war und niemals die geringste Andeutung der den Warzen eigenthümlichen Vergrösserungen der Papillen darbot. So stark die grossen Tumoren auch nach aussen prominirten, so lag an ihrer Oberfläche (vielleicht mit Ausnahme der ulcerirten und lädirten) das Tumorgewebe nirgends zu Tage, war immer noch durch das präformirte Stratum papillare und die epitheliale Decke eingehüllt. Andererseits gingen oft Fortsätze in das subcutane Gewebe, und zwar, wenigstens in ihren ersten Anfängen, deutlich durch die Maschen des Stratum reticulare der Cutis. Noch andere Fibrome waren rein im subcutanen Gewebe gelegen und dem Stratum reticulare mit der Mitte ihrer, der Haut zugewendeten Oberfläche etwas adhärent. Endlich waren selbst grosse Tumoren zur Hälfte nach aussen vorragend, zur anderen Hälfte im subcutanen Gewebe entwickelt und beide Hälften nicht etwa nach Art von Lappen geschieden, sondern bildeten einen einzigen etwa walzenförmigen Körper, welcher gleichsam durch ein Loch der Cutis hindurchgesteckt und mit den Lochrändern verwachsen war.

Suchen wir alle diese Variationen unter einen gemeinsamen Gesichtspunkt zu bringen, so gelangen wir zu der Vorstellung, dass diese Hautfibrome in den tieferen Schichten der Cutis, speciell dem Stratum reticulare zuerst entstanden, alsdann bald gegen das Unterhautgewebe, bald nach beiden Seiten gewachsen sind. Bei starkem Wachsthum werden sie alsdann bald nach der einen, bald nach der anderen Seite in das Hüllgewebe, namentlich in das so nachgiebige Subcutangewebe verschoben sein, so wie wir es in noch grösserem Massstabe an den Uterusfibroiden kennen.

Man hat ja schon seit längerer Zeit die Ueberzeugung gewonnen, dass diese so exquisit multipeln, über den ganzen Körper zerstreuten Fibrome von sonstigen fibrösen Gewächsen der Haut, von den Warzen wegen ihrer glatten Oberfläche, von den elephantiastischen Tumoren wegen ihrer Schlaffheit und ihrer scharfen Abgrenzung zu trennen sind. Virchow lässt freilich die Möglichkeit zu, dass manche dieser weichen Fibrome (seines Falles: die krankhaften Geschwülste I. 327) von den obersten Cutisschichten ausgegangen waren, und ist ferner geneigt, die Analogie derselben mit der Elephantiasis auch deswegen aufrecht zu erhalten, weil er in ihnen ein feuchtes, blassgelb-röthliches und zellenreiches, in voller Wucherung begriffenes Granulationsgewebe fand, und ganz ähnliche Strukturen in manchen Tumoren der äusseren Genitalien, welche wir Elephantiasis nennen, sich darbieten. Dagegen hatte schon früher L. Beale (Transactions of the pathological society 1855. VI. 313) das multiple Hautmolluscum an die Haarfollikel gekettet und speciell die tiefsten Theile des Haarbalges mit seinen das Haar bildenden Zellen als den Ort für die erste Bildung des Tumors, welcher dann mit einer Hypertrophie des subcutanen areolären Bindegewebes sich verbände, bezeichnet. B. hatte nämlich bei seiner Untersuchung die kleinen Tumoren durch eine besondere Membran abgesackt, und die Talgdrüsen, namentlich aber die Haarfollikel, immer verändert, plötzlich abgebrochen, oder in einen weissen Knoten umgewandelt und den Haarsack verdickt gefunden, manchmal aber auch Haar und Follikel gänzlich fehlen sehen. Beale macht schon auf die rounded extremity aufmerksam, welche der kleine Tumor oft nach unten sendet; auch Czerny hat diesen „Stiel" an der unteren Seite eines kleinen Hautfibroms abgebildet und in seinem Centrum „marklose" Nervenfasern erkannt. Diese Fortsätze von röthlicher oder röthlich-graulicher Farbe und „zungenähnlicher" Form hat Hilton-Fagge (Med. chirurg. Transactions LIII. 217) genauer studirt, durch eine Zeichnung derselben ihre Häufigkeit illustrirt und sie von Howse einer genaueren mikroskopischen Untersuchung unterziehen lassen. Es fand sich darin „stets" ein gelber Punkt von gelappter Beschaffenheit, wie eine Meibom'sche Drüse, zwar keine evidente Vergrösserung der Balgdrüsen, sondern nur eine Hypertrophie des Zwischengewebes; doch aber war der Punkt einem Haarfollikel mit Haar und Talgdrüse so ähnlich, so regelmässig in jedem Tumor aufzufinden, dass darauf die Hypothese gegründet wird, das Fibroma molluscum bedeute eine Hypertrophie der beiden äusseren Schichten des Haarfollikels, namentlich des äusseren Lagers (longitudinellen Faserschicht), welches auch über die Talgdrüse fortgeht.

Während in dieser Hypothese die Beale'sche Ansicht detaillirt, namentlich auf den bindegewebigen Theil des Haarfollikels der Schwerpunkt gelegt wird, schieben diese Autoren eine active Betheiligung der Schweissdrüsen und Schweissgänge absolut zurück, da sie dieselben wohl eingeschlossen in die Tumormassen, aber ohne jede Veränderung fanden. Auch Verneuil hatte 1858 (Bulletin de la société anatomique, p. 373) in einem Fall von unzähligen bis nussgrossen Hauttumoren, welche von einer Leiche stammten, die Verlängerungen, welche jeder Tumor in der Zahl von 1—4 durch das Derma hindurchschickt, schon beobachtet, ferner Spuren von Talg- und Schweissdrüsen darin aufgefunden, ja sogar gut gebaute Nerven, Stämmchen zu 25—30 Fasern erkannt. Ihm war auch schon aufgefallen, dass die Substanz dieser Fibrome für das blosse Auge wie dasjenige mancher Neurome aussieht. Er kam aber hinsichtlich der histologischen Stellung der Tumoren zu keinem bestimmten Resultat, da die bindegewebige Natur der Hauptmasse des Tumors nicht einleuchtete, vielmehr die Aufmerksamkeit auf besonders geartete Fasern, nämlich auf Muskelfasern und zwar quergestreifte und ungestreifte, jene den Herzmuskeln ähnlich, gelenkt wurde. Wenn dieselben wirklich allen Hauttumoren ohne Ausnahme, wie angegeben wird, zukamen, so müsste entweder eine Hyperplasie der Haarbalgmuskeln oder eine heterologe Anbildung von Muskelgewebe stattgefunden haben. Im letzteren Fall würden diese Tumoren ausser dem Bereich des hier Discutirten liegen. Ich kann aber die Frage nicht unterdrücken, ob die so auffällig quergestreiften Fasern nicht doch Bindegewebsbalken waren, welche in Folge von irgend einer Procedur gequollen und querstreifig geworden waren, wie sie seit der Zeit der Untersuchung Verneuil's (1858) öfter gesehen und in methodischer Weise durch langsames Quellen in schwachen Säuren, durch künstliche Verdauung (Stirling) hergestellt wurden. In den übrigen ziemlich zahlreichen Untersuchungen exstirpirter multipler Fibrome (Gluge, Lebert, Michel, Förster, Wedl, Sangalli, Hebra und Pick, Wigglesworth, Octerlony, Volkmann und Friedlaender, Perls etc.) wurde nur die Zusammensetzung dieser Geschwülste aus Bindegewebe als das constante Merkmal erkannt, während die Hautdrüsen bald als atrophisch, bald als hyper-

trophisch notirt und der Sitz entweder in die oberen Schichten der
Cutis (von Hebra) oder in den unteren Theil der Lederhaut und die
oberflächliche Fettschicht (so von Wedl) oder auch in letztere allein
(Wigglesworth) verlegt wurde.

Die vorliegende Untersuchung kann alle diese Aufstellungen zum
Theil bestätigen, zum Theil erweitern. Nach derselben dürfen wir
den ursprünglichen Sitz, den Ausgang, wohl für die meisten der Tumoren unseres Falles in die tieferen Schichten der Lederhaut verlegen.
Wir dürfen ferner den Hautfollikeln, sowohl den Haarfollikeln als
den Schweissdrüsen mit ihren Ausführungsgängen, deswegen eine Betheiligung zuweisen, weil die bindegewebige Hülle derselben stellenweise in die Tumormasse ganz aufgegangen ist, weil aber auch
Dehnungen und Abschnürungen an den Schweissgängen stattgefunden
haben. Die abgerundeten Zäpfchen, welche die kleinen, oberflächlichen Tumoren durch die Maschen der Pars reticularis der Lederhaut, bekanntlich Eintrittspforten für Gefässe, Nerven, Schweisscanäle
und Haarbälge, aus dem subcutanem Gewebe in die Cutis hinaufschicken,
beweisen, dass längs dieser Gebilde der pathologische Process eine
günstige Stätte der Fortpflanzung gefunden hat. Da sich aber auch solche
Zäpfchen, von diesen Maschen aus senkrecht in der Cutis empor-
steigend, verfolgen und ausschälen lassen, welche zu keinem kugeligen,
oberflächlichen Knötchen führen, da sie ganz selbstständig sind, so
folgt, dass die bindegewebigen Hüllen der hier gelagerten Gebilde
auch die erste Anbildung des Tumormaterials übernehmen können.
Auch die zungenartigen Fortsätze, die subcutan gelagerten Tumoren
mit ihren bis zu 1 Ctm. langen Lappen müssen grösstentheils aus
den bezeichneten Zügen des Stratum reticulare stammen, weil sie
noch nahe bis zum äussersten, abgerundeten Ende mit Schweissknäuel
versehen sind, weil sie demgemäss auch Schweisscanäle enthalten,
welche eine grössere Strecke innerhalb des Unterhautgewebes zurück-
legen, während sie normalerweise auf die Cutis beschränkt sind, weil
endlich Schweissknäuel vorkommen, welche in den Zapfen nicht mehr
als kugelige Gebilde lagern, sondern ganz lang gestreckt erscheinen.
Wenn ein solcher zungenförmiger Ausläufer des Tumors, wie es meist
der Fall, sich longitudinell in parallele Bälkchen und Platten spalten
lässt, so ist dieser Umstand wohl dahin zu deuten, dass in einem
dickeren und plumperen Ausläufer schon eine Reihe von benachbarten
Zäpfchen an einander gelöthet wurde, nachdem die trennenden Balken

der Pars reticularis verschmälert und schliesslich ganz comprimirt
oder gedehnt und atrophirt wurden. Die genauere Untersuchung be-
stätigt also die schon nach den makroskopischen Verhältnissen entwickelte Ansicht, dass auch die grösseren Tumoren aus der Pars
reticularis herausgewachsen und von hier aus theils nach aussen gegen
das Stratum papillare, theils nach unten gegen das subcutane Fettgewebe sich vorgeschoben haben. Wäre die Wachsthumsrichtung eine
andere gewesen, wären z. B. die im Subcutangewebe gelegenen lappigen Fibrome hier entstanden, wie es angenommen wird, und wofür ja
auch der äussere Anschein durchaus spricht, so hätten die Schweissknäuel und Schweissgänge nach aussen vorgeschoben, nicht nach unten
verlängert werden müssen. Die Schweissknäuel hätten allenfalls zur
Seite verschoben, abgeplattet, comprimirt werden und degeneriren,
aber nicht die colossale Streckung in der Längsrichtung erlangen
können, welche sie jetzt in jedem zungenförmigen Läppchen so evident
darbieten. Sollten wohl an den oberflächlich gelagerten Lipomen der
äusseren Haut in ähnlicher Weise den Fettlappen Schweissdrüsen und
Schweisscanäle ein- und angelagert sein, wie hier? Gewiss nicht.
Noch ein anderer Umstand unterscheidet unsere Tumoren von den
dem subcutanen Gewebe unzweifelhaft entsprossenen Lipomen. Während letztere nach allen Seiten gleich locker befestigt sind, oft nur
an den Ein- und Austrittsstellen der Gefässe in der Tiefe energischer
festhängen, ist in unserem Falle das subcutan gelegene Fibrom in
seinen Lappen, sowie an seiner ganzen unteren Fläche äusserst leicht
auszuschälen, aber in der Mitte seiner oberen Fläche gewöhnlich in
breiter Ausdehnung der Lederhaut angewachsen und hier nur mit Anwendung einer grösseren Gewalt loszuheben.

Der Umstand, dass in den subcutanen, wie cutanen Fibromen das
Gewebe in so auffälliger Weise Schweissdrüsen und Schweissgänge an
vielen Stellen einschloss, konnte man die Ansicht unterstützen, dass
sie den eigentlichen Ausgang jedes Tumors, den Sitz der Krankheit,
abgegeben hätten. Diese Anschauung muss ich abweisen. Der Ein-
schluss von gestreckten Schweissfollikeln ist nur Regel, nicht absolutes Gesetz. Es giebt kleinere Tumoren, in welchen sie ganz vermisst werden, namentlich finden sich miliare Fibrome ganz identischen
Baues in der eigentlichen Cutis, welche sich nach aussen nach Art
der gewöhnlichen Milien bemerkbar machen. Schweisscanäle fehlen
in ihnen, Haarbälge sind nur selten darin anzutreffen, dagegen deut-

lich Nerven und Gefässe; es gelingt, die Nervenfäden mit buckelig aufgetriebenen Hüllen aus dem Gewebe heraus zu präpariren. Ausserdem finden sich ja in den etwa kirschkerngrossen Tumoren, wie auch isolirt für sich stehend, gänzlich auf die Nervenscheide beschränkte Fibroneurome, welche von Hautfollikeln nichts in sich bergen und im Gegensatz zu jenen oberflächlichen miliaren Fibromen eine scharfe Abgränzung besitzen. Blutgefässstämmchen, Arterien wie Venen, besonders erstere, sind in dem Gewebe der Fibrome ebenfalls mit Leichtigkeit zu verfolgen, und zwar gestreckten Verlaufs, gerade wie die Schweisskanälchen, von letzteren aber dadurch unterschieden, dass sie Aeste abgeben, freilich nur in grossen Abständen der Astknoten von einander. Auch die Arterien liegen mit ihrer Wand gewöhnlich eng umschlossen von dem Fibromgewebe, so dass die Adventitia in das letztere fast aufgegangen ist und nur noch an einem grösseren Reichthum feiner (elastischer?) Fasern, eben so wie die Bindegewebsscheide vieler Schweissgänge, zu erkennen ist. — Von den Haarfollikeln spreche ich zuletzt, weil sie an der Tumorbildung entschieden am wenigsten Antheil nehmen. In den Tumoren der Körperhaut, namentlich den nach ihrer äusseren Oberfläche prominirenden, habe ich wohl Haarbälge mit Haaren gefunden, welche zum Theil atrophisch waren und die bekannten Bilder (Dislokation des unteren Haarendes von der Papille, besenförmige Splitterung desselben) darboten; auch wurde die Haarsackwand bisweilen vom Tumorgewebe berührt, aber sicher nur selten wirklich durchdrungen, ja auch wenn man an den Tumoren vom Kopf recht inmitten der Geschwulstmassen steckende Haarbälge untersuchte, ergab sich oft, dass noch eine Zwischenschicht lockeren Gewebes zwischen der äusseren Längsfaserschicht des Haarsackes und dem eigentlichen Tumor eingeschoben war. Die Haarbälge liegen hier daher doch nur in den Spalten, gleichsam interstitiell zwischen den Tumormassen. Nur an den Kopfhaarbälgen griff das Tumorgewebe auf ihre äusserste Wandung zuweilen über, namentlich auf die bindegewebige Fortsetzung des Haarbalges nach unten, unterhalb der Haarpapille. Verlängerungen des Haarbalges oder deutliche Verdickungen des Endes habe ich aber auch an diesen betheiligten Bälgen niemals nachweisen können. Auch wüsste ich, wenn ich von dem einen kolossalen Schmerbalg an der Haut (s. Autopsie) absehe, keine nennenswerthen Degenerationen, welche ich an den Wurzelscheiden, Haaren, Talgdrüsen aufgefunden hätte, anzuführen. Ich kann daher Beale und Hilton-Fagge nicht beistimmen, wenn sie den Haarfollikeln eine hervorragende Rolle bei der Anbildung der multiplen Hautfibrome zuweisen; zur Stütze dieses Ausspruchs erwähne ich noch, dass es mir niemals gelungen ist, in den subcutan gelegenen, zungenförmigen Ausläufern der Geschwülste irgend etwas vom Haar oder Haarbalg mikroskopisch zu sehen oder makroskopisch den gelben Punkt wahrzunehmen, welchen Hilton-Fagge auf den Haarbalg bezogen hat und welcher meiner Meinung nach eine Talgdrüse darstellte, die durch das so durchsichtige Gewebe durchschimmerte. Ferner aber zeigte sich an den Tumoren des Hinterhaupts, obwohl der Haarwuchs durchaus kräftig war, gerade auf den Tumoren eine sehr grosse Armuth an Haaren, die kolbigen Enden der grösseren Knoten führten 2, 4 bis 6 weit von einander stehende, an der schwarzen Färbung natürlich leicht erkennbare Haare, bisweilen war aber ihre Oberfläche, obwohl sie 1 Quadratcentimeter und mehr betrug, gänzlich haarlos. Gerade auch wegen dieses Haarmangels imponirten diese Tumoren und leuchteten gleichsam zwischen den Haaren hindurch.

Als ich in dem vorliegenden Falle die multiplen Neurome an den peripherischen Nerven auffand und sie bis in die kleinen subcutanen Nervenäste, sogar bis zum Eintritt derselben in die Cutis verfolgen konnte, gab ich mich der Erwartung hin, dass auch die Hautfibrome sich als Neurome, etwa der feineren Nervenplexus der Cutis, erweisen würden. Diese Hoffnung wurde gesteigert, als ich die plexiforme Anordnung derselben erkannte; ich musste daran denken, dass dieses Balkenwerk nichts anderes, als plexiforme Neurome vorstellte. Nach den jetzt gewonnenen Resultaten hat sich diese Anschauung als einseitig ergeben. Es ist vielmehr nachgewiesen, dass an dem Aufbau des Geschwulstgewebes ausser den bindegewebigen Hüllen der Nerven auch die Scheide der Gefässe, namentlich auch die bindegewebige Hülle der Schweisscanäle, selbst der Schweissdrüsen, in untergeordneter Weise auch das den Haarsack umgebende Bindegewebe betheiligt ist. Es sind die bindegewebigen Scheiden der in der Cutis verlaufenden Canäle und Nerven, welche für die Tumorbildung die Stätte abgegeben haben, vorzugsweise in den unteren Theilen, aber auch in den oberen Schichten der Pars reticularis, seltener in den anstossenden Schichten der Pars papillaris und des Unterhautgewebes.

Es leuchtet ein, dass durch diese Auffassung auch ein Verständniss gewonnen wird für 'die interessante Combination von multiplen Neuromen und Hautfibromen. Auch diese falschen Neurome sind ja Fibrome, welche in der bindegewebigen Hülle der Nervenfaserbündel, speciell dem Endoneurium, gebildet sind. Sie imponiren als deutliche Knoten, weil sie nach aussen leicht abzugrenzen, weil sie durch die lamelläre Scheide der einzelnen Fäden in den Nervenstämmchen schärfer umschrieben sind. An den letzteren ist ja diese Hülle viel fester und dicker, wie an den Auflösungen der Nerven innerhalb der Cutis. Die Hüllen der letzteren verlieren sich mehr in der Umgebung, hängen innig mit dem übrigen Bindegewebe zusammen, auf letzteres greift der Neubildungsprocess leichter über, die Zerlegung des Tumors in die einzelnen Stränge fällt daher schwerer, wie an den Knoten der Nervenstämme. Aber dieser Unterschied ist leicht verständlich, nur ein äusserlicher, im eigentlichen Aufbau stehen diese allgemein multiplen Neurome und Fibrome einander gleich. Dafür spricht ja auch entschieden die Gleichartigkeit des neugebildeten Gewebes, in beiden entweder ein mehr saftreiches und spongiöses, schwach fibrilläres, gefäss- und zellenreicheres Bindegewebe, ähnlich dem Bindegewebe der Pia — oder ein derberes, aus Fibrillenbündeln aufgebautes, zellenärmeres, dem Dura- oder Fasciengewebe näher stehendes Material. Noch der Umstand kommt hinzu, dass sich auch ausserhalb der Haut, nämlich am Magen, Jejunum und dem Tibiaperiost, noch Tumoren fanden, welche · aus einem weichen Bindegewebe gleicher Textur bestanden, eine ähnliche Beziehung zu den darin verlaufenden Nerven darboten, wie die Hauttumoren. Ausserdem kamen aber in ihrer Nachbarschaft deutlich präparirbare kleine Neurome an den Nervenfädchen vor, wie namentlich am Mesenterium des Jejunum und am Magen. Um die Identificirung dieser Tumoren mit den Hautfibromen noch berechtigter erscheinen zu lassen, kann ich mich auf die Beobachtung eines guten Beobachters berufen. Sangalli hat in einem Falle von richtigen multiplen Fibromen der Haut zahlreiche ganz ähnlich gebaute, miliare bis nussgrosse Tumoren am Magen gefunden; gewiss ist S. zuzustimmen, wenn er daraus das Recht ableitet, die Ansicht von Craigie, dass die Hautfibrome mit einer Hypertrophie der Talgdrüsen verbunden sein müssten, zurückzuweisen, indem sich analoge Drüsen am Magen ja nicht vorfinden.

Ich kann für die Identificirung der Struktur der Fibrome und der falschen Neurome auch noch negative Verhältnisse in Anschlag bringen. In letzteren, selbst in den grösseren, habe ich nichts von Degeneration der primitiven Nervenfasern, aber auch nichts von Proliferation derselben, wie Spaltungen derselben, Vermehrung der protoplasmatischen Zellen der Schwann'schen Scheiden, ebenso nichts geschn, was auf eine Neubildung von marklosen Nervenfasern, wie sie Czerny für seinen Fall behauptet, und eben so wenig grosse Zellen, welche als Ganglienzellen gedeutet werden konnten, wie von Soyka an solchen Neuromen aufgestellt wurde, gesehen — nichts, als eine Hypertrophie des präformirten Bindegewebes, in welchem sich die Nervenfasern so intakt erhalten zeigten, wie die Epithelschläuche der Schweisskanäle in den Hautfibromen. Die Verhältnisse waren durchaus dieselben, wie sie Genersich beschrieben hat (Virchow's Archiv XLIV. 28.).

Wie haben wir nun diese Lokalisation des Processes in den Hüllen der Nervenfäden, Gefässe und Hautdrüsengänge aufzufassen? Bezüglich der Haut könnte man daran denken, dass die Ausbildung des Tumorgewebes mit der Entfaltung der Blutgefässnetze innerhalb des Hautgewebes Hand in Hand ginge, dass ja gerade in jenen Bindegewebshüllen, ebenso wie in dem intrafascikulären Bindegewebe der Nerven die Blutkapillarnetze am mächtigsten sind, während nach Tomsa und Stirling das übrige Bindegewebe der Cutis, „das Hautgerüst", sogar so gut wie frei von Kapillaren ist. Indessen giebt es in der Haut noch ein anderes stark entwickeltes Lager von Blutgefässen, nämlich in dem Stratum papillare und doch ist ja letzteres von der Tumorbildung in unserm Falle, wir dürfen wohl sagen. vollkommen verschont geblieben, trotz der grossen Nähe des Tumors. Mit dem Schema, welches für solche Gewebsneubildungen gegenwärtig an der Tagesordnung ist — Diapedese von Rundzellen aus den Blutkapillaren, Anhäufung derselben längs der Blutbahn und Umbildung zu bindegewebigen Formationen — reichen wir daher hier nicht aus.

Fällt auch dem Blutgefässgehalt der genannten Hüllen gewiss eine Rolle bei der Entwicklung des Gewebes unserer Tumoren zu, so muss doch noch ein weiteres Texturverhältniss jener bindegewebigen Scheiden von Einfluss gewesen sein, und zwar ein solches, welches dem Papillärstratum des Corium nicht zukommt. In dieser Beziehung wollen wir uns der eigenthümlichen Beschaffenheit erinnern, welche man in neuerer Zeit besonders mittels der künstlichen Injectionen an den peripherischen Nervenstämmen nachgewiesen hat, (Ranvier, A. Key und Retzius) der Spalten und subvaginalen Räume, welche gestatten, dass die Injectionsmasse in den Nervenfaserbündeln auf weite Strecken vordringt; auch das Endoneurium selbst ist ja eine ungemein weiche, injicirbare, saftreiche und lockere Substanz, welche wohl am besten dem Gewebe der Pia verglichen wird. Umgekehrt besitzt die lamelläre Scheide eine grosse Derbheit, und ist eher der Dura mater zu vergleichen, jedenfalls geeignet, Festes und Flüssiges in dem von ihr umschlossenen Raum zu bannen.

Es nimmt uns deswegen nicht Wunder, dass in den Nervenfäden scharf begränzte Knoten auftreten können. In den peripherischen Verästelungen der Nerven nimmt diese lamelläre Scheide immer mehr ab und verwischt sich gegen das anstossende Bindegewebe. Damit ist dann die Möglichkeit gegeben, dass physiologisches und pathologisches Material aus dem intrafascikulären Bindegewebe auf die Nachbarschaft übergeleitet wird. Ein ähnliches Verhältniss existirt wahrscheinlich auch an den Hüllen der Arterien und dem gefässreichen Bindegewebe, welches den Haarbalg, so wie die eigentliche Bindegewebshülle des Schweisskanals umgiebt. Nach aussen durch das fester gefügte Balkenwerk der Substantia propria der Cutis abgeschlossen, sind die Räume in dem lockeren Gewebe dieser Scheiden gewiss geeignet, ein pathologisches Produkt in der Längsrichtung fortzuleiten, so dass dasselbe eingescheidet bleibt, so lange es nicht zu massenhaft wird, die engen Saftkanäle in der Substanz des Hautgerüstes nicht klaffen macht. Das pathologische Material, welches in den Scheiden auftritt, wird sich um so mehr nach den Scheiden zu cylindrischen Strängen formen, je mehr die alten Theile ihre ursprüngliche Festigkeit bewahren, je weniger Substanzen sich bei dem Processe bilden, welche das präformirte Bindegewebe einschmelzen. Anders liegt das Verhältniss in der Papillarschicht der Cutis. Hier sind die Bindegewebsbündel dicht durcheinander geflochten, enge Saftkanäle, nicht grosse Saftspalten vorhanden und die grösseren Wege, die eigentlichen Lymphgefässe, laufen nicht parallel der Cutis, sondern gehen schräg oder senkrecht durch das Papillärstratum hindurch.

Obwohl der Entzündung im Falle der Eiterbildung die Eigenschaft, Gewebe zu schmelzen, in besonderem Masse zukommt, können wir doch oft nachweisen, dass im Beginne auch bei ihr die Rundzellen nach dem Verlauf dieser lockeren Hüllen, welche Arterie, Vene, Nerv, Haarbalg und Schweisskanal oft gleichzeitig einbetten, sich ansammeln. Für das Erysipel ist dieses Verhältniss länger bekannt, 1868, für den Carbunkel der Nackenhaut in neuester Zeit ein Fortschreiten der zelligen Infiltration in „den Fettgewebssäulen", welche eben jene Scheiden im fettgewebsreichen Zustande darstellen, durch Collins-Warren (Columnae adiposae etc. 1881) demonstrirt worden. Bei einem Process, welchem so jede Tendenz zur Degeneration mangelt, wie dem fibromatösen, ist es nur natürlich, wenn da diese Grenzen dauernd respektirt werden und die Proliferation daher in Strängen auftritt, resp. neues Gewebe in Form von Balken schafft, welches das umliegende Gewebe verschiebt, auch atrophirt, aber denn doch noch die balkige Form bewahrt und so sich in Plexus anordnet. Was die lamelläre Scheide grösserer Nerven in dieser Beziehung leisten kann, lehrt ein Präparat des hiesigen Institutsmuseum: am linken Opticus ist ein Sarcom mit dicht gelagerten Sandkörnern aufgetreten, welches diesen Nerven zu einem 7 Mm. dicken, fast steinharten und steifen Strang, vom Foramen opticum bis hart an die Eintrittsstelle in die Sklera aufgetrieben hat, aber durchaus mit Wahrung der cylindrischen Gestalt, ohne einen kugelähnlichen Knoten zu bilden, obwohl innen auf der Dura rings um das Foramen opt. zahlreiche halbkugelige Sarkome gleicher Natur, bis zur Grösse einer halben Kirsche, ausgebildet sind.

In jenen Scheiden der Gefässstämmchen giebt es nach Waldeyer eine besondere kräftigere Art plump gestalteter Bindegewebszellen, welche Waldeyer Plasmazellen (Mastzellen, Ehrlich) genannt und als bedeutungsvoll für Regeneration, namentlich für pathologische Proliferation angesprochen hat; denkbar wäre es natürlich auch, dass ihnen eine Rolle bei der Anbildung des Tumorgewebes zufiele.

Haben wir nun erkannt, dass die Gewebsneubildung an den Neuromen wie an den Fibromen in den Scheiden der cylindrisch gestalteten Gebilde — Drüsenkanäle, Arterien und Nerven — ihren Sitz aufgeschlagen hat, so wirft sich natürlich die Frage auf, ob nicht im ersten Beginn des Processes eines derselben bevorzugt war, namentlich die Frage, ob nicht auch in jedem Hautfibrome ein Fibroneurom den innersten Kern darstellte und die fibromatöse Gewebsbildung auf die günstig gearteten Scheiden benachbarter cylindrischer Gebilde übertrug, oder ob die Affection etwa in den Hüllen der Schweisskanäle, vielleicht als eine primäre Entzündung auftrat, und die Nervenknoten secundär mittelst einer Neuritis ascendens veranlasst wurden.

Für den Ursprung der Fibrome aus Fibroneuromen sprach in meinem Falle multipler Hautfibrome das von mir nachgewiesene gleichzeitige Auftreten der allerdings wenig voluminösen Neurome in so grossartiger Verbreitung. Wohl noch grossartiger waren die Neurome und gleichmässigen Verdickungen der Nervenstämme in Hesselbach's Fall von multiplen Fibromen, und zwar verbreitet über das ganze periphere Nervensystem. Diesen Beobachtungen gegenüber muss ich die von Czerny erwähnen, welcher ebenfalls schon vor mir in einem Falle von Pachydermatocele (Therese Geng), in welchem noch acht fibromatöse Hauttumoren über den Körper zerstreut waren, eine gleichzeitige multiple Neurombildung nachwies, aber ganz beschränkt auf die Nerven des Plexus sacralis und lumbalis linkerseits, d. i. desjenigen Körpertheils, an welchem von der ersten Jugend an ein weiches Fibrom schliesslich (27. J.) zu einem ganz colossalen Tumor (38 Pfund) angewachsen war. Zwar existirten hier die Fibroneurome nicht nur in diesem Tumor und in den centralwärts zu ihm gehörigen Nerven, sondern auch in vom Tumor unabhängigen Nervenverästelungen, z. B. im Nerv. saphenus. Man könnte dieses Verhältniss aber dahin deuten, dass ein Aufsteigen und Rückwärtssteigen der Neuritis migrans auf benachbarte Nervenbahnen stattgefunden hätte, wie es von den Neuropathologen angenommen und in wenigen Experimenten (Klemm) beobachtet wurde. Indessen ist die Multiplicität in Czerny's Fall nur sehr beschränkt, er gehört nicht zu den klassischen Fällen von sog. allgemein multiplen Fibromen (Lebert, Virchow) und ist daher zu Schlüssen, welche sich gerade auf diese Verallgemeinerung von Fibrom und Neurom beziehen, wohl nicht zu verwerthen. Bedeutungsvoller aber für die obige Frage sind folgenden Thatsachen:

1) Die Ausbreitung und die Stärke der Neurome stehen in meinen Fällen ausser aller Proportion zu der Grösse und Zahl der Fibrome an den correspondirenden Hautpartien. Im Fall I sind die Neurome am reichlichsten an den Hautnerven der Ober- und Unterschenkel, welche nur sehr wenige Fibrome besitzen, während es grosse Mühe kostete, Neurome an den Nerven der Rumpfwandung aufzufinden, wo die Fibrome in üppigster Zahl standen. Im Fall II (s. unten) sind noch der N. dorsalis pedis, der Ausläufer des N. peroneus superficialis mit Knoten besetzt, der N. saphenus minor neben der Achillessehne und

der N. medianus in einen dicken Strang verwandelt, obwohl der äussere Fussrand, die Fusssohle, wie die Hohlhand und die Volarseite der Finger von Fibromen fast gänzlich frei sind.

2) Auch die Muskelnerven unseres ersten Falles besitzen Neurome, ferner die Nerven innerer Organe, welche ohne jede Beziehung zur äusseren Haut sind (Magen, Darm) und ebenso wie das Periost Fibromknötchen tragen, welche sicherlich nur über das Perineurium hinaus gewucherte Neurome sind. Schon auf diese beiden Momente hin glaube ich die Anschauung als die wahrscheinlichere hinstellen zu dürfen, dass die Neurome nicht secundäre, nachträgliche Effecte des die Fibrome bildenden Processes sind, sondern diesen gleichwerthige Bildungen, oder dass sogar die Fibrome der Haut, ebenso wie diejenigen der inneren Organe mit primären Wucherungen der Nervenscheiden ihre Existenz begonnen haben.

Wie sehr wir veranlasst sind, genetisch die vorliegenden multipeln Fibrome mit Nerven in innigen Zusammenhang zu bringen, ergiebt sich noch durch die plexiforme Anordnung derselben, welche namentlich an grösseren Knoten, freilich durchaus nicht an allen, darzustellen war; auch in dem Fall II. (s. unten) liessen sich die wurmförmigen Stränge besonders an den stark aussen hervor-, wie an den stark in das Subcutangewebe hineinragenden Tumoren durch die bedeckende Haut leicht durchfühlen. Hierauf ist meines Wissens in den bisher mitgetheilten Fällen nicht hingewiesen worden, und doch ist es offenbar ein Moment von diagnostischer Bedeutung. Virchow, Hebra und Pick, Wigglesworth und sonst alle Autoren, welche von lebenden Individuen Proben der Tumoren exstirpirten, erwähnen wohl, dass sich diese Tumoren, auch die kleineren, aus der Haut leicht ausschälen lassen, was ja wegen der Spalten, welche sich in dem die Fibrome einhüllenden Bindegewebe in Folge des Zuges bilden (Taf. V. Fig. 17), leicht zu verstehen ist — aber keine plexiform geordneten Stränge. Nur Czerny hat aus dem Innern des kolossalen Fibroms 2 Knoten (7 : 5 cm und 5 : 2 cm) herausgeschält, welche centralwärts mit Sakral- und Lumbarnerven zusammenhingen und nach der andern Seite Nervenplexus mit kakteenartigen Verdickungen aussandten.

In den Tumoren, welche durch Verneuil den Namen plexiforme Neurome mit Recht deswegen bekommen haben, weil sie aus Netzen von Strängen deutlich verdickter Nerven bestehen, liegen diese bis gänsefederdicken Stränge in Schlingen und Windungen, sie sind neben

der Verdickung noch verlängert und mussten deswegen sich biegen
und rankenförmig winden (daher die von P. Bruns vorgeschlagene
Bezeichnung Rankenneurom, Neuroma cirsoides). In den evident
hierher gehörigen Fällen wurde jeder einzelne Strang gewöhnlich
cylindrisch, rosenkranzförmig, aber auch in kakteenartigen Gestalten,
also abgeplattet, beobachtet. Endlich lagen die Stränge, wenn sie
auch sehr leicht verschieblich und als solche schon vor der Exstirpation mittels des tastenden Fingers wahrgenommen wurden, nicht
lose im subcutanen Fett- oder Bindegewebe, sondern eingebettet und
mit einander verbunden durch ein gewöhnliches lockeres Bindegewebe.
Die aufgezählten Verhältnisse (die kaktusartigen Gestalten nur un-
vollkommen) finden sich an den Strängen der Hautfibrome wieder.
Freilich sind die Stränge zum Theil sehr abgeplattet und so innig an
einander geschmiegt, dass man vorsichtig, schräg zur Oberfläche das
spitzige Instrument richten und in dieser Stellung desselben versuchen
muss, in die Spalten einzudringen und die Balken zu entwirren.
Dann kommt es aber auch oft deutlich zu Tage, dass die Schlingen,
welche sich besonders an den äussersten rundlichen Enden der Geschwulst abheben lassen, mit einander ein Netzwerk bilden, welches
sehr grosse Maschen und wenige Fäden enthält. Die Umbiegungen
der Schlingen sind gewöhnlich dicker und derber wie der übrige Theil
der Stränge, zuweilen auch gelbweisslich und undurchsichtig. Als ich
nun aber, der Idee folgend, dass die Balken des Plexus in den vorliegenden Tumoren kolossal geschwollene Hautnervenfäden wären, dieselben zur mikroskopischen Untersuchung zog, war mein Bemühen
meistens vergeblich; ein axial verlaufendes Nervenfaserbündel wie in
Taf. IV, Fig. 10 war durchaus nicht regelmässig zu finden. Eben so
wenig gelang es gewöhnlich, einen Uebergang der Balken in unzweifelhafte normale Nervenfäden makroskopisch heraus zu präpariren. An
den exstirpirten plexiformen Neuromen ist der Beweis des Ueberganges
der Stränge in unzweifelhafte Nerven öfter, wenn auch nicht immer,
geliefert worden. Konnte nun die plexiforme Anordnung von anderen
Gebilden als den Nerven herrühren? von den Blutgefässen oder den
Lymphgefässen? Bis jetzt ist eine makroskopisch erkennbare Plexiformität bei Angiomen der Haut nicht beobachtet worden, als plexiforme Angiofibrome an anderen Theilen sind nur sehr wenig Geschwülste (von Billroth und Waldeyer), welche dem Tumor

vasculosus arterialis ähnliche, gleichsam lokal multiple cirsoide Aneurysmen darstellten, beschrieben worden.

Von der Anwesenheit arterieller oder auch venöser Gefässstämmchen als Grundstock der Stränge in den plexiformen Fibromen der Haut konnte schon nach dem Makroskopischen, besonders dem geringen Blutgehalt, keine Rede sein, und auch mikroskopisch habe ich in den Strängen eine längs verlaufende Arterie oder Vene noch häufiger vermisst, wie einen Nerven. Jeder Plexusbalken liess sich mit Anwendung von Gewalt noch in feinere Fäden trennen und in diesen verlief oft als Achsengebilde am häufigsten noch ein Schweisskanal. Wir müssen daher daran denken, dass die nach unten ragenden Schlingen sich bildeten durch eine Verwachsung der früher geschilderten, die Drüsengänge einschliessenden Zäpfchen mit ihren unteren Enden, welche an den Schweissdrüsen vorbei in das Fettgewebe hineinwuchsen. Sicherlich hat aber die Verlängerung und Verwachsung wiederum mittels der bindegewebigen Hüllen stattgefunden, und gewiss können gerade die in der Schweissdrüsenschicht zahlreich gelegenen kräftigen, wenn auch mikroskopischen Nervenfäden gleichsam die Führung für das fortschreitende Gewebswachsthum übernommen haben. Thatsächlich muss ich daran erinnern, dass ich an den Nerven dieser Schicht fibromatöse spindelförmige und cylindrische Verdickungen derselben, sowie auch den Uebergang dieser verdickten Nerven in plötzlich anschwellende Fibromknoten (Taf. IV. Fig. 11) nachgewiesen habe. Für die nach unten gerichteten Schlingen glaube ich also den Beweis in Händen zu haben, dass die Plexiformität mittels der Ausbildung des Tumors nach den Nervenbahnen zu Stande kam.

An den Schlingen dagegen, welche die aussen prominirenden Tumoren nach oben gegen die Epidermis sandten, wollte der Nachweis nicht in befriedigender Weise gelingen. Ich zerlegte die dicken Schlingen mittels Zerzupfung oder führte horizontale und vertikale Schnitte durch die unzerlegten Tumoren und forschte nach Nerven im Innern der fibromatösen Balken und langgestreckten Klumpen, welche auf den Durchschnitten die plexiforme Anordnung bewirkten. Wiederholt kehrte ich zu diesen Untersuchungen zurück, indem ich die Behandlung des Gewebes variirte, directe Gold- oder Osmiumfärbung, indirecte nach Aufquellen des Gewebes in stark verdünnter Essigsäure, nach Maceration in Kalkwasser, um die für jene Färbmittel undurchdringliche Epidermis zu entfernen, anwandte und Färbung mit

Pikrokarmin, Anilinfarbstoffen, Hämotoxylin u. s. w. hinzufügte. Die Resultate in Bezug auf den Nachweis von Nerven waren nicht wie ich sie wünschte. In den mikroskopischen Strängen war nur ausnahmsweise eine Nervenfaser oder ein Nervenfaserbündel nachzuweisen. Nach vielem Suchen gelang es zwar Balkenstücke zu isoliren mit einem axial verlaufenden Nervenfaserbündel (Taf. IV. Fig. 10) selbst mit einer Randschicht, so dass hier gewiss ein Fibroneurom vorlag, ganz vereinzelt liess sich auch ein noch deutlicher begränztes Neurom eben so scharf wie dasjenige, welches die Fig. 8 wiedergiebt, aus einem oberflächlichen Tumor der Haut ausschälen; es gelang auch Balkenstücke darzustellen, welche aus längsverlaufenden Fäden, abgeblassten oder von Natur marklosen Nervenfasern, zusammengesetzt zu sein schienen; es gelang endlich auch zu sehen, wie ein stärkeres Nervenfaserbündel seine einzelnen Fäden in eine fibromatöse Anschwellung fächerförmig ausstrahlen liess — aber es waren Ausnahmen, von einer Regelmässigkeit eines derartigen Vorkommens in den Plexussträngen konnte nicht die Rede sein. So blieb mir nur die Hypothese übrig, dass die Nervenfasern in den Balken geschwunden sind oder wenigstens ihre Myelinscheide eingebüsst haben und deswegen von den einbettenden Bindegewebsbündeln nicht mehr zu unterscheiden sind.

Diese Hypothese war nicht in's Blaue aufgebaut, da ein solcher Schwund von Nervenfasern innerhalb der Balken unzweifelhafter plexiformer Neurome positiv genug nachgewiesen ist. In Christot's Fall hatten Ponfick und Schönborn den Nachweis von Nervenfasern gar nicht erreicht, erst nach Wiederaufnahme der mikroskopischen Untersuchung mit Unterstützung von Muron gelang es, stellenweise Nervenfasern inmitten eines Stranges zu demonstriren, aber auch zu zeigen, wie diese Fasern schwanden und die Stränge nervenlos wurden. Am genauesten hat wohl Rich. Marchand den Beweis geführt, dass in den Rankenneuromen die Nervenfasern körnig werden und dann schwinden, anscheinend mit Hinterlassung der Schwann'schen Scheide, ganz wie bei der gewöhnlichen Atrophie der Nervenfaser nach Verletzung und bei der Neuritis. In anderen Beobachtungen wird angegeben, dass inmitten der neuromatösen Stränge und Knoten der Plexus nur blasse, marklose Nervenfasern aufzufinden waren (Czerny), obwohl markhältige Fasern hingehört hätten. P. Bruns sah an einer Stelle ebenfalls blasse Fasern und Reihen spindelförmiger Zellen, und glaubt

auch, wie Czerny, diese Verhältnisse auf eine Neubildung von Nervenfasern beziehen zu sollen.

Die derbere Beschaffenheit, welche in dem obigen Fall I. gerade
diese Schlingen in den oberen Cutisschichten und auch die oberflächlich gelegenen miliaren Knötchen darboten, passte ganz wohl zu der
Annahme, dass mit der fibrösen Verdichtung des Neoplasma die
Nervenfasern zu Grunde gingen.

Freilich war noch etwas Anderes zu berücksichtigen. Da ich in
den ersten Tagen mit der Präparirung der Leiche, namentlich der
Verfolgung der Nerven vollauf zu thun hatte, gelangte ich zur feineren
Untersuchung der Tumoren, auch zur Behandlung ihres Gewebes mit
der für die Darstellung von Nervenfasern erforderlichen Reagentien
vielleicht zu spät, um den vollen Effekt zu bekommen. Ich fand wohl
in den Osmiumpräparaten isolirt durch das gut gefärbte Fibromgewebe
ziehende Nervenprimitivfasern, aber sehr vereinzelt, irgend ein System
war in ihre Anordnung nicht zu bringen. Auch beging ich damals
wohl den Fehler, den relativ grossen Tumoren den Vorzug zu geben.
Als ich nach der Erhärtung in Müller's Flüssigkeit oder in Alkohol
die kleinsten Tumoren in Untersuchung zog, waren wohl günstige
Färbungen an den Nervenstämmchen der Cutis zu erzielen, aber für
die Darstellung der feinsten peripherischen Nervenfasern, bekanntlich
so ausserordentlich leicht zersetzbar, waren die Verhältnisse vielleicht
ungünstig geworden. Das negative Resultat gestattete noch nicht unbedingt den Schluss, dass die Nervenfasern auf natürlichem Wege
vernichtet worden waren.

Ein zweiter Fall bot in besonders glücklicher Weise die Gelegenheit, die Frage nach der Betheiligung der Nerven an den Hautfibromen
zur Entscheidung zu bringen.

Ich verdanke diese ungewöhnliche Gunst der Verhältnisse meinem
Collegen Herrn Laqueur, in dessen hiesige Klinik der Patient wegen
eines Hornhautgeschwürs vor Kurzem eingetreten ist.

Fall II.

Michel Bur, 47 Jahre, wohnhaft in Ernsweiler bei Puttlingen in Lothringen,
hat vor einigen Jahren auf dem rechten Auge eine Panophthalmitis durchgemacht,
welche den Bulbus ganz geschrumpft hinterliess, ist sonst bis auf eine Kinder-
krankheit, angeblich Frieseln, im 5—6 Jahre, stets gesund gewesen und hat seiner
Beschäftigung als Tagelöhner nachgehen können. Seine Intelligenz erscheint
nicht hervorragend, aber auch nicht unter dem Mittelmass; seit jener Krankheit ist
Stottern bei ihm aufgetreten. Von rheumatischen Schmerzen weiss B. nichts an-

zugeben. als dass er, wenn er stark schwitzt. ein Ziehen im Nacken spürt. welches sich bis zum Scheitel hinaufzieht. Zu Schweissen will er überhaupt besonders geneigt sein. Er ist unverheirathet, stammt von gesunden Eltern und hat rechte und Stiefgeschwister, von welchen aber keines mit einem ähnlichen Leiden wie er behaftet sein soll.

Das Auffälligste an B. sind nun die wirklich zahllosen Tumoren. welche seine äussere Haut. in der Gesammtzahl wohl nahe an Tausend, trägt. Sie waren auch für Herrn Laqueur in Erinnerung an den in dem hiesigen medicinisch-naturwissenschaftlichen Verein vor $2^{1}/_{2}$ Jahren von mir demonstrirten Fall I die Veranlassung. mich auf diesen neuen Casus multipler Fibrome aufmerksam zu machen. B. weiss nun zur Geschichte dieser Tumoren nur zu berichten, dass er dergleichen, so lang er sich erinnern kann, besitzt, dass sie aber bald nach·jener Frieselkrankheit auffällig wurden, und dass sie namentlich seit seinem 15. Lebensjahre sich stark vermehrt haben; die Angabe über das erste Wachsthum derselben in den Kinderjahren stammt von seiner Mutter her, von welcher ihm aber keine Mittheilung wurde, ob er Tumoren mit auf die Welt gebracht habe.

Schon im Gesicht ist die Haut, speciell an den Seitentheilen der Wangen (bei geringem Bartwuchs), mit kleinen, durchschnittlich halb erbsengrossen flachen Tumoren übersät und dadurch höckerig. desgleichen die Stirnhaut, namentlich nach oben zu. Selbst nahe der Nasenspitze am unteren Rande der Nasenscheidewand, ferner am Rande des linken Augenlides sitzt je ein kleines Knötchen, die Ohren sind dagegen frei. Durch die dichten, etwas wolligen, schwarzen Kopfhaare leuchten schon am Vorderhaupt zwei gestielte, fast kirschengrosse Tumoren hindurch, auf dem Scheitel sitzt aber ein besonders grosser, derber Knoten, fast gestielt, kirschengross, er ist es, in welchem sich die erwähnten ziehenden Schmerzen concentriren. Zahlreicher sind aber die Knoten am Hinterhaupt, hier so, dass mehrere Knoten sich berühren.

Am Hals und Rumpf sitzen die Knoten in ziemlich ähnlicher Vertheilung wie im Fall I, d. h. die medianen Theile des Rückens und der Bauchseite. ferner die beiden Lenden, auch die lateralen Theile sind am reichlichsten versehn, indess sind in diesen Regionen die Knoten hier durchweg erheblich kleiner und namentlich nicht so dicht. nicht so hängend und prominent, wie im Fall I. Ausserdem sind an der Haut über den beiden grossen Brustmuskeln rundliche geröthete Flecke, gar nicht prominent, aber beim Betasten ebenfalls Knoten oder vielmehr Scheiben angehörig, welche sich in die Tiefe erstrecken. Grössere, als Halb- oder Dreiviertelkugel hervorragende Geschwülste finden sich ganz zerstreut. so ein apfelgrosser Knoten auf dem rechten Schulterblatt unterhalb der Spina und auf dem linken nahe seiner unteren Spitze, ein ähnlicher auf der rechten Schulter (4.5 Ctm. breit und 1 Ctm. hoch) und am Bauch, ein noch grösserer auf dem Kreuzbein. Bei den Bauchknoten sieht man auf dem Gipfel einen schwarzen Punkt, offenbar eingetrockneter Talg. Um die linke Brustwarze hat sich ein Kranz von 4 kleinen Knoten gebildet, während rechts nur im Warzenhof ein einziger gelegen ist. An der Haut der Wurzel der Penis sind noch kleine Knoten vorhanden, sonst ist Penis und Scrotalhaut frei. Die oberen und die unteren Extremitäten tragen nun entschieden zahlreichere Knoten wie im Fall I, auch sind grössere darunter; so ist namentlich ein Knoten von der Grösse eines grossen Apfels an der hinteren Seite des rechten Unterschenkels nahe über dem Fussgelenk gelegen, auf dem rechten Handgelenk ein Knoten von 1,5 Ctm. Durchmesser. Ein mittelgrosser Knoten lagert noch auf dem Rücken der linken Hand, entsprechend dem Interstitium zwischen Daumen und Zeigefinger. Ausserdem ist aber die Haut an der Dorsalfläche der Hände sehr reichlich, des Fusses in geringerer Zahl mit flachen Knoten besetzt, selbst an den Rücken der meisten Finger und speciell an der Endphalanx des dritten rechten und vierten linken Fingers noch ein Knötchen vorhanden. Dagegen ist die Vola manus und die Planta pedis vollkommen frei, bis auf die Basis des rechten Daumenballens, wo ein flacher, scheibenförmiger Knoten liegt und in die Tiefe reicht; auch sind keine subcutanen Knoten an den Fusssohlen und Hohlhänden durchzufühlen, selbst nicht an dem linken Zeigefinger, an dessen beiden letzten Phalangen eine von einem Panaritium herrührende liniare Incisionsnarbe verläuft.

Die mittleren und grösseren Knoten stechen nun von der übrigen Haut häufig durch eine sehr zarte, bald dunklere, bald hellere rosige Färbung, dem Colorit der Haut der Neugeborenen ähnlich, ab, welche erstlich durch die Ausbildung von deutlichen, feinen Gefässen in der bedeckenden Haut, zweitens aber durch eine Zunahme der Durchsichtigkeit derselben bedingt ist. Dieser Farbenton ist es auch, welcher auf Tumoren, besonders über beiden Pectorales, aufmerksam macht, welche nur in der Tiefe gelegen und hier beweglich sind, aber mit der durchaus nicht erhabenen Haut an den röthlichen Flecken entschieden zusammenhängen. Im Gegensatz hierzu giebt es andere, nach aussen vorragende, bisweilen als flache Kegel gestaltete Tumoren, deren bedeckende Haut das weissliche Colorit der übrigen Hautdecke besitzt. Ueber ihnen ist alsdann die Haut fast ganz verschieblich, sie sind oft tief in dem Unterhautgewebe noch zu fühlen und leicht zu bewegen. Die kleineren, an der Haut des Rückens besonders reichlich entwickelten Tumoren, welche bis zur miliaren Grösse herabgehen, und gewöhnlich flach prominiren, haben eine zarte gelbliche Farbe, sehen aus wie ganz schwach gefärbtes Wachs, sicher deswegen, weil auch in diesen Knoten transparentes Gewebe vorliegt und demgemäss die Haut durchscheinend geworden ist. Andere kleinere Tumoren tragen aber auch Haut von gewöhnlicher undurchsichtiger Beschaffenheit. In diesem Falle ist regelmässig zu constatiren, dass im Innern der Hervorragung ein stark beweglicher Kern steckt, welcher sich in die Tiefe versenken lässt. Bei der Durchleuchtung erweist sich deutlich, dass auch die mittleren Tumoren aus einem durchscheinenden Gewebe bestehen müssen, indem ein Tumor von 1.5 Ctm. Dicke z. B. gleich viel Licht durchlässt, wie die doppelt gelegte Haut in einer Falte von 5 Mm. Dicke. Sonst ist die Haut auf allen Tumoren von normaler Glätte ohne jeden Defect, fast ohne jede Pigmentirung, überhaupt ist auch sonst die Haut des ganzen Körpers sehr pigmentarm, wohl im Gesicht ein leicht gelbliches Colorit, aber die Haut der Hände und der Vorderarme nur hell- oder dunkelroth; freilich am linken Unterschenkel eine stärkere braune Färbung mit leichten Narben darin, Effect eines Eczema cruris ohne Verhärtung der Haut. — Die Haut auf den Tumoren ist entschieden arm an Haaren, vielleicht proportional der Dehnung, welche sie erfahren hat, die vorhandenen Härchen fein wie Wollhaare. Jedenfalls liegen mitten in der Behaarung des Kopfes Tumoren, deren Prominenz ganz ohne Haare ist oder nur 2—4 auffinden lässt. Sonst ist hier der Haarwuchs dicht, schwarz.

Die kleineren oberflächlich gelegenen Tumoren lassen, wenn sie belastet werden, gewöhnlich keine Ungleichheiten in der Consistenz erkennen. Um so evidenter ist aber in den mittleren (kirschengrossen) und den grösseren, dass sie theils lappig, theils aus Strängen, sogar Schlingen zusammengesetzt sind, indem letztere dasselbe Gefühl erwecken wie Spulwürmer, welche durch die Darmwand

betastet werden. Oft sind diese Stränge noch mit Verdickungen versehen und
leicht gegen einander verschieblich. Unzweifelhaft besitzt diese Art der Tumoren eine plexiforme Anordnung.

Mein Interesse wandte sich begreiflicher Weise den bei der äusseren Be-
tastung zu erreichenden peripherischen Nervenstämmen zu, und so kam ich
auch, weil das Unterhautgewebe dünn und entschieden fettarm ist, bald dahin,
Verdickungen an denselben in grosser Verbreitung zur vollen Evidenz nachzuweisen. Der linke N. supraorbitalis ist als ein höckeriger Strang in der Dicke
etwa des Kieles einer Taubenfeder von der Incisura bis zur Mitte der Stirnhöhe
zu fühlen, während rechts die Verdickung des Stammes jedenfalls nicht deutlich
ist. Beiderseits längs der grossen Halsgefässe sind einige längliche Körperchen
zu tasten, ich glaube dieselben auf die Vagi beziehen zu dürfen, kann allerdings
Lymphdrüsen hier nicht ausschliessen.

Am Rumpf, auch im Nacken habe ich Nervenknoten nicht durchfühlen können, vielleicht verhindert durch die ausserordentlich grosse Zahl und dichte Lagerung der Hauttumoren, welche die Wahrnehmung verwirrte. Oberflächlich, doch
rein subcutan lagert aber auf dem Ansatz des linken M. pectoralis major ein, wie
ein Gerstenkorn geformtes und gleich grosses Knötchen. An der Innenseite beider
Oberarme sind mindestens je zwei etwas grössere Spindeln durchzufühlen, ebenso
deutlich Spindeln längs des Sulcus bicipitalis internus, welche an einander ge-
reiht scheinen. Während ferner links der Nervus ulnaris oberhalb der Rinne des
Olecranon cylindrisch, vielleicht verdickt ist, sitzt im rechten, ebenfalls wohl verdickten Nerven ein sehr deutlicher, etwa dattelkerngrosser weicher Knoten; bei
starkem Druck auf denselben giebt Patient an, ein Ziehen im 4. und 5. Finger
zu spüren. Ausserdem sind längs der Innenseite der Oberarme noch rein subcutan gelegene Körner, so gross etwa wie Weizenkörner zu fühlen und zu verschieben. Am Vorderarm existiren Knötchen im subcutanen Gewebe unterhalb
des Ellenbogengelenks über der Rinne zwischen Supinator longus und den Pro-
natoren, ich glaube hier auch den Medianus verdickt zu fühlen, jedenfalls ist
er weiter unten neben der Beugesehne beiderseits, links besonders deutlich mit
einem Knoten versehen; auch der Ulnaris fühlt sich hier etwas uneben und dick
an. Unterhalb der Schenkelbeuge beiderseits sind subcutane längliche Knoten,
namentlich in der Fovea triangularis wahrzunehmen, von denen es natürlich aber
fraglich ist, ob sie nicht Lymphdrüsen darstellen. Dagegen sind unzweifelhafte,
mindestens bohnengrosse Knoten an dem N. Saphenus magnus unmittelbar oberhalb oder unterhalb seines Durchtritts durch die Fascie. Längs der inneren Kanten
beider Tibiae, am deutlichsten rechts, eine grössere Zahl von Knötchen, welche
aber nicht evident in einer Reihe liegen, so dass es zweifelhaft bleiben muss, ob
sie im Stamme des Saphenus oder nur in Hautästen gelegen sind. Unbedingt
am besten diagnosticirbar ist die knotige Verdickung des rechten N. peroneus
superficialis und des linken N. saphenus externus. Jener ist als ein fast
gänsekieldicker Strang, welcher in der bekannten schrägen Richtung von aussen
oben über die Fusswurzel verläuft und die Sehnen schief kreuzt, zu fühlen und
sogar zu sehen, bei Bewegungen der Zehen und des Fusses ist es sehr leicht,
diesen Strang von den Sehnen zu unterscheiden. Der Saphenus ist längs der
ganzen Achillessehne auf ihrer äusseren Seite als ein mindestens gänsefederdicker
Cylinder leicht hin- und herzuschieben. Links ist die Verdickung am N. dorsalis
pedis anscheinend auch vorhanden, aber um vieles geringer. Eine Verwechselung
mit subcutan gelegenen Hautfibromen schliesse ich bei diesen Diagnosen mit voller

Sicherheit aus, weil alle bezeichneten Neurome unter ganz normaler Haut vollkommen verschieblich lagern, weil man ferner an vielen spüren konnte, dass sie
nicht nach allen Richtungen gleich beweglich waren, sondern excursiv nur eine
Seitenbewegung hin und her gestatteten und losgelassen, nach Art eines Knotens
in einem Faden, in die alte Lage etwas zurückschnellten. Dadurch glaube ich
auch den Knoten im Ulnaris von einer Cubitaldrüse unterscheiden zu können. Die
Hautperception schien in keiner Weise beeinträchtigt zu sein; bei der Berührung
der Hauttumoren wie der intacten Hauttheile localisirte der Patient fast immer
richtig; feinere Prüfungen über die Tastempfindlichkeit mittelst der Cirkelspitzen
liessen eine Verminderung derselben nicht constatiren. Auch fand Herr College
Jolly die Schmerzempfindlichkeit, sowie Erregbarkeit der Muskeln bei electri-
scher Reizung des Medianus ganz normal, wenigstens dem Durchschnittsmenschen
entsprechend.

Die Verhältnisse der Hauttumoren, wie der tiefer gelegenen
Knoten waren so ungemein deutliche, dass ich vollkommen berechtigt
bin, diesen Fall mit dem ersten zu parallelisiren. Dass hier Hautfibrome ganz derselben Art vorlagen, dafür habe ich auch das anatomische Beweismittel zur Hand, indem 4 kleine Knötchen der Haut
des Rückens mit dem Scheerenschnitt abgetragen und von mir untersucht wurden. Ich darf daher diesen Fall herbeiziehen, um mittels
desselben zwei wichtige Momente, welche ich aus dem Fall I. abgeleitet hatte, zu bestätigen und zwar den ersten Satz, dass die multiplen Fibrome der Haut oft plexiform sind, eben so wie den
zweiten Satz, dass sie sich mit falschen Neuromen der Nervenstämme combiniren. Ob letzteres Gesetz ist oder nur Regel, mag
die weitere genauere Untersuchung der mit Hautfibromen behafteten
Menschen entscheiden, zu welcher auch schon am Lebenden anzuregen,
mit ein Zweck dieser Abhandlung ist.

Ich hatte mein Augenmerk speciell auf die kleinen oberflächlich
gelegenen Hautfibrome gerichtet, weil sie wohl als die jüngsten anzusehen sind, weil mir ferner aber nach den früheren Untersuchungen
klar war, dass in ihnen, günstige Behandlung vorausgesetzt, die
Nervenfasern, wenn sie nicht untergegangen waren, aufzufinden sein
mussten. Nachdem nun constatirt war, dass die Hautdecke an allen
4 Knötchen verschiebbar war, die Substanz der letzteren als eine
etwas bewegliche, weissliche, sehr blutarme und opalartig durchsichtige, also dem Typus der Fibroneurome folgende erkannt war,
auch nachgewiesen war, dass an den beiden grösseren Tumoren mit
3,5 und 5 Mm. Breitendurchmesser ein ganz feiner Fortsatz durchschnitten war, trat die Behandlung mit Osmium ein und schaffte als-

bald die erhoffte Aufklärung. Der Nerv trat an der Oberfläche des
zweitgrössten Knötchen von der unteren Seite her ein, oft schon mit
weit auseinanderstehenden, sehr feinen, aber doch geschwärzten Nervenfasern, alsbald zerstreuten sich aber dieselben im Gewebe noch mehr,
so dass schliesslich dann ganz vereinzelte Fasern (wie sich schon im
Fall I. vorfanden) auf lange Strecken mitten durch das Fibromgewebe
verliefen, ganz nackt oder noch mit einer cylindrischen Hülle einer
Substanz umgeben, welche dem gewöhnlichen Endoneurium durchaus
glich und sich von dem Fibromgewebe wenigstens durch die grössere
Dichtigkeit unterschied. Diese Dissociation der Nervenfasern illustrirt
die Fig. 12 in deutlicher Weise, wie sie noch im Beginn ist; an
Stellen, wo sie einen höheren Grad erreicht hat, ist es nur, wenn
man grössere Strecken im Präparat durchmisst, möglich, zu der ganz
vereinzelten Nervenfaser die früheren Trabanten aufzufinden. Meistens
ist die Verfolgung deswegen unmöglich gemacht, weil die Fasern nicht
in der Schnittebene, also nicht auf eine längere Strecke im Object
verlaufen.

Trotz der geringen Zahl der Nervenfasern ist es bei der Kleinheit des Tumors nicht schwierig, ihren Verlauf in und an demselben
zu verfolgen und zweierlei festzustellen: 1) dass die Nervenfasern auf
weite Strecken, also wahrscheinlich auch durch die ganze Dicke des
Tumors verlaufen, ohne irgend welche Veränderungen darzubieten;
2) dass sie von einem Punkte aus, von einem schon fibromatös ent-
arteten, doch unzweifelhaften Nervenstämmchen divergiren und theils
recht mitten durch das Tumorgewebe, theils in seinen oberflächlichen Schichten fortlaufen. Bei der Verfolgung der Nerven ergab
sich nun ein anderes wichtiges Verhältniss in dem Tumorgewebe. Wo
die Nervenfasern verfolgbar waren, lagerten sie in einem zellenreichen,
weichen, fast gar nicht fibrillären Gewebe — und diese Gewebsart
nahm den basalen Theil des Geschwülstchens ein. Dagegen wurde
seine Substanz nach oben derber, etwas zellenärmer, aus deutlichen
fibrillär gestreiften Bindegewebsbündeln geflochten; in diesem Theile
waren keine Nervenfasern aufzufinden trotz aller Mühe. Letzteres
Gewebe ist identisch mit demjenigen, aus welchem auf dem Durchschnitt, den die Fig. 17. Taf. V darstellt, der ganze Tumor sich zusammensetzt, während die Struktur des lockeren Tumortheils in den
Fig. 9 und 12 repräsentirt wird. Beide Gewebsarten gehen aber ohne
Gränze in einander über. Indem ich sie wohl aus einander hielt, konnte

ich nun auch den Austritt des Nerven aus dem Tumor verfolgen: in einem Stämmchen, welches auf einen Schnitt durch die Seitenwand des Tumor gelegt war, traten die Fasern, deren jetzt 6 gezählt wurden, wieder zusammen, das Bündel verlief dann aber noch eingescheidet von dem weichen Gewebe in den peripherischen Schichten des derben Geschwulsttheils. Die übrigen 3 Geschwülstchen habe ich ausgeschält und zerzupft, nachdem stärkste Färbung durch Osmium eingetreten war. Ich konnte auch an ihnen die beiden Gewebsarten unterscheiden und fand wiederum in der weichen Art verstreute Nervenfasern, leicht verfolgbar vom Nerveneintritt aus; aber sie sammelten sich nicht wieder zu einem Stämmchen, sondern verloren sich in der derben Gewebsart, welche bei dem grössten und dem kleinsten Knötchen schon überwiegend vorhanden war, bei dem einen miliaren Knötchen sogar allein existirte. Aber auch an diesem habe ich noch eine einzige Nervenfaser mit ihrer Endoneuriumhülle aufgefunden und in das Tumorgewebe eintreten, aber nach kürzestem Verlauf darin plötzlich verschwinden sehen. Da die Färbung durchaus vollständig war, so darf ich behaupten, dass überall, wo die Schwärzung aufhörte, bei unzerrissener und unzerschnittener Nervenfaser, dieselbe unterging, freilich ohne erkennbare Spuren, Fetttröpfchen u. s. w. zu hinterlassen. Da diese allerdings subtilen Dinge doch an allen drei in toto leicht ausgeschälten und dann fast gar nicht zerstückelten Tumoren sich feststellen liessen, so darf ich behaupten, dass die Nervenfasern in der That in den derberen Theilen der Tumoren mit der Zeit vollständig verloren gehen. Hieraus erkläre ich, warum ich an so vielen Schnittpräparaten des ersten Falles keine Nervenfasern nach der Schwärzung mehr auffand, indem zu den Schnitten wesentlich nur die derben Geschwülste und Geschwulsttheile in Verwendung kamen.

Sonst sind in dem Gewebe dieser Fibromknötchen nur noch Blutgefässe, und zwar recht spärlich, selbst in der weichen Gewebsart, ferner ganz zerstreute elastische Fasern aufzufinden; Haarfollikel und Talgdrüsen fehlen gänzlich, Schweissknäuel ebenso, nur ein einziger Schweisskanal wird in den oberflächlichen Schichten des grössten Tumors aufgefunden. Die Nervenfasern bildeten somit das constante Element characteristischer Textur in dem jugendlichen, weichen Gewebe, letzteres folgte ihnen bis über die Grenze des Tumors hinaus.

Nach diesen Untersuchungsresultaten bin ich zu behaupten berechtigt, dass diese kleinen Tumoren Neurofibrome sind, Fibrome, welche in kleinen Cutisnerven nach dem Typus der Fibrome in den grösseren Stämmen mit Verlagerung, aber anfänglicher Erhaltung der Primitivnervenfasern gebildet sind. Da im Bau des fibromatösen Gewebes zwischen grossen und kleinen Tumoren kein wesentlicher Unterschied ist, so hat der Schluss die grösste Wahrscheinlichkeit für sich: auch die grösseren Hautfibrome sind im Anfang nur solche Neurofibrome gewesen. Hinsichtlich der Entstehung sind die multiplen weichen Fibrome der Haut Fibrome, aus Neuromen entsprossen, also neuromatöse Fibrome oder Neurofibrome. Diese Auffassung der hier behandelten Art multipler Fibrome der Haut, welche wegen des gleichzeitigen Vorkommens und des gleichen Baues der Hautmollusken und der Neurome, auch wegen der Plexiformität schon als die natürlichste erschien, hat durch diese neue Untersuchung eine zuverlässige Begründung erlangt.

III. Die Beziehung zur Elephantiasis mollis.

Wenn wir den multiplen weichen Fibromen die Entstehung aus Neuromen zuschreiben, und sie in diesem Sinne Neurofibrome nennen, so bleibt doch andererseits die Thatsache bestehen, dass sie bei weiterem Wachsthum Stränge bilden, welche auch noch den Scheiden anderer Apparate, der Blutgefässe, der Schweissdrüsen und auch der Haarbälge sich anordnen. Auf den Nerven und seine Scheide bleibt das Hautfibrom nicht beschränkt, ausserdem bildet schliesslich in dem Tumor von grösseren Dimensionen der Nerv und zwar auch sein Bindegewebe wohl nur einen verschwindenden Bruchtheil. Ich weise daher die Idee, die Hautfibrome schlichtweg Neurome zu nennen, zurück, da das Uebergreifen dieser Neurofibrome der Haut auf das Nachbarbindegewebe ein auffälliges Moment in der Geschichte dieser Tumoren der Haut bildet. Können wir ihrem progressivem Wachsthm a priori keine Grenze stecken, so bedarf es einer speciellen Untersuchung, wie weit die Colossaltumoren an den äusseren Hautdecken, welche unter dem Namen begränzte Elephantiasis, Pachydermie, Pachydermatocele (Val. Mott), elephantiastisches Molluscum (Nelaton), Elephantiasis mollis (Virchow) in der Literatur aufgeführt werden, zu unsern Neurofibromen in Beziehung stehen. Stellt man nach den Notizen, welche über diese Fälle (s. die Aufzählung der Einzelfälle) gegeben sind, die ihnen eigenthümlichen Momente zusammen, so ergiebt sich unzweifelhaft eine innige Beziehung zu den exquisit multipeln Hautfibromen.

In den Fällen von Czerny und von P. Bruns ist die Untersuchung so vollständig durchgeführt worden, dass für sie die innigste Beziehung der Elephantiasis und der Neurome zu einander ausser Frage steht. In Czerny's Fall war die Combination: Kolossaltumor, plexiforme Nervenstränge im Innern, mehrfache kleine Fibrome der Haut, zahlreiche Fibrome der Nerven — in Bruns Fall I. u. II.: ein lappiger Hauttumor mit plexiformem Neurom je an der Gesichts- und Kopfseite, neben multipeln Neuromen im Fall I., thatsächlich gegeben. Aber auch in den sonstigen Fällen treten oft Verhältnisse zu Tage, welche einen Connex der Pachydermatocele mit den multipeln Neurofibromen der Haut direkt, mit den Fibroneuromen der Nervenstämme indirekt herstellen. Die Multiplicität ist in mehreren Fällen ausgesprochen, so fanden Ph. v. Walter 24, Dagorn 8, Hecker 60, Sangalli II., Hodges, Pollock, Schüller mehrfache Geschwülste und in Virchow's Hauptfall zählten ja die Hautfibrome nach Hunderten, so dass der $32^1/_2$ pfündige Tumor, welcher von der linken Hüfte bis zum Knie herabhing, sowie die benachbarte Hautfalte am Oberschenkel gewiss nur als excessiv entwickelte Hautfibrome gelten konnten. Volkmann's Fall bietet ähnliche Verhältnisse. In manchen Fällen (Acrel, Nelaton-Chedevergne, Bryk, Bruns II. u. a.) fühlten sich die Tumoren besonders in der Tiefe entweder lappig oder knotig an, ja die Knötchen erschienen durch Stränge verbunden, also plexiform, so bei Margerin und Leisrink. Besonders deutlich scheint dieses Verhältniss bei O'Ferrol (16jähriger Knabe mit hypertrophischer Hautfalte über der linken Crista ilei) ausgeprägt gewesen zu sein. Freilich steht in diesen Fällen der anatomische Nachweis, dass es Nervenstränge waren, noch aus. Als Sitz der elephantiastischen Tumoren wird die Seitenpartie des Kopfes (Ricken, V. Mott (III. u. IV.), Billroth, Bruns (I., III. u. IV.), Pollock, Schüller (I. u. II.), R. Schultze, auf der Seite des

Hinterhauptes (Stokes, Volkmann, Leisrink), ferner am Rücken (Walther, Dagorn, Hecker, Lotzbeck, Sangalli II., Czerny, Pollock), eben so häufig wohl an der Hüfte und der Aussenseite des Oberschenkels (O'Ferrol, Virchow, Walther, Dagorn, Bigelow-Richardson), selten der Halsschulterpartie und des Oberarmes (Mott V., Danzel) angegeben. Die Schläfen- und Ohrgegend ist hinsichtlich der Frequenz von diesen Geschwülsten so bevorzugt, dass man hierin eine innige Beziehung zu den plexiformen Neuromen, welche meistentheils auch hier beobachtet wurden (Verneuil und Depaul, Margerin, P. Bruns, Marchand), nicht verkennen kann. Die Haut der elephantiastischen Fibrome bot Runzelung und braune Färbung entsprechend dem Verhältnisse, dass wiederholt die Geschwulst von einem Naevus pigmentosus aus sich entwickelt oder aber zunächst als ein Fleck von „purpurrother" Färbung begonnen hatte und unter congestiven Zuständen gewachsen war. In mehreren Fällen bildete diese Beschaffenheit ein sehr auffälliges Moment und zwar dann, wenn die Geschwulst in Gestalt von grossen Hautfalten entwickelt war, in jenen Formen, welche von Mott (V.) in treffender Weise mit einer Draperie verglichen wurden. Endlich wurde fast in allen Fällen die Entwicklung seit der Kindheit notirt, in manchen waren die ersten Keime entschieden angeboren, zur Begründung hierfür sei auf die specielle Darlegung der Fälle von Walther, Dagorn, O'Ferrol, Larrey, Mott (III. u. IV.), Nelaton, Bryk, Bruns (I. u. III.), Lotzbeck-Bruns, Billroth, Danzel, Volkmann, Leisrink, R. Schultze verwiesen. Diese grosse Zahl verleiht schon der allgemein angenommenen Ansicht eine feste Stütze, dass diese Tumoren congenitalen Ursprungs sind, dass sie der erworbenen Elephantiasis, welche hauptsächlich durch recidivirende erysipelatöse Entzündung zu Stande kommt, unter der besonderen Bezeichnung „congenitale Elephantiasis" gegenüber gestellt werden darf (Virchow).

Durch P. Bruns ist nun auf Grund der drei von ihm beobachteten Fälle geschlossen worden, dass zwischen der 'congenitalen Elephantiasis und den neuromatösen Tumoren, welche sich mit elephantiastischen Bildungen compliciren, den elephantiastischen Neuromen (Elephantiasis neuromatodes), eine scharfe Grenze nicht zu ziehen ist, dass sich also ein elephantiastischer Tumor auf dem Boden eines falschen Neuroms (Rankenneurom) entwickeln kann. Gewiss ist diese Argumentation für die Bruns'schen vier Fälle durchaus begründet. Die kolossalen Tumoren mit ausgesprochener Multiplicität, wie namentlich die Fälle von Walther und Dagorn, werden vielleicht auch zu den Tumoren neuromatösen Ursprungs gehören. Dennoch sind wir nicht berechtigt, alle diese Fälle unter einen Hut zu bringen. Die Fälle von vereinzeltem Fibroma molluscum lassen gewiss eine andere Auffassung zu und selbst die Multiplicität kann nicht in zuverlässiger Weise für eine einzige Entstehungsart beweisend sein. Ausgerüstet mit allen Erkenntnissen, welche ich durch den obigen Fall I. gewonnen hatte, habe ich Schultze's Fall (mannskopfgrosse Geschwulst an der rechten Kopf- und Gesichtsseite im vierten Jahre als kleines Knötchen in der Schläfengegend bemerkt und bis zum 20. Jahre gewachsen) zur anatomischen Untersuchung bekommen: ich bin bei aller Gunst der äusseren Verhältnisse nicht im Stande gewesen, irgend etwas von einer Betheiligung der Nerven in den exstirpirten Geschwulstmassen nachzuweisen, obwohl der angegebene Beginn in der Schläfe dafür zu sprechen schien. Trotz allen Bemühens habe ich im Innern derselben absolut nichts von Nerven aufgefunden. Freilich kann man sagen, dass dieses Bemühen erfolglos bleiben musste, weil in dem kolossalen Material die ursprünglichen Nerven nur in solcher Zerstreuung existiren konnten, dass sie deswegen nicht aufzufinden waren, weil sie ausserdem aber auch untergegangen sein konnten. Ich muss daher die Frage, ob diese Tumorart Nerven enthält oder nicht, offen lassen, kann aber nicht umhin, zu betonen, dass das Gewebe dieses Fibroms auch derbfaseriger war, wie das der multipeln Hautfibrome und irgend etwas von plexiformer Anordnung durchaus nicht zeigte, vielmehr die gleichmässige Durchflechtung fest an einander adhärirender Balken eines etwas lockeren fibrösen Gewebes darbot, wie sie in vielen sonstigen Fibromen vorkommt. An der Peripherie der Geschwulst löste sich ihr gleichmässig dichtes Bindegewebe wohl in einzelne Stränge auf, welche aber in horizontaler und einander paralleler Richtung verliefen und sich zuspitzten, um sich in die Züge des umgebenden lockeren Zellgewebes zu verlieren, aber keinerlei Verbindung mit einander zu einer Art Plexus eingingen. Der neuromatöse Ursprung dieser solitären Pachydermatocele von gleichmässig dichter Beschaffenheit bleibt somit im höchsten Grade zweifelhaft. — Dagegen könnten die eigenthümlichen hypertrophischen Hautfalten, welche weit mehr wie diese rundlichen Tumoren an die Haut der Pachydermen erinnern und daher berechtigter sind, den Namen

Pachydermatocele zu tragen, schon deswegen den multipeln Neurofibromen mehr angereiht werden, weil in Bruns Fällen III. und IV.
solche über einander hängende Falten der Haut über exquisiten Rankenneuromen sassen, weil in Pollock's Falle exquisite Multiplicität gegeben war, weil endlich in Mott's Fall V. und in Danzel's Fall
die Haut eine besondere dunkle Färbung darbot. Wahrscheinlicher-
weise ist aber diese Art der Hauthypertrophie, die Pachydermatocele,
welche die Haut in Falten legt, nicht durch die Ausbreitung einer
neuromatösen Geschwulst bedingt, sondern in einer anderen Weise mit
Affectionen der Nerven im Zusammenhang, nicht neuromatösen, aber
neuropathischen Ursprungs. Hierüber folgt das Nähere in dem Ab-
schnitt über neuropathische Papillome.

Ob endlich die subcutanen gelappten Fibrome, welche von
mehreren Chirurgen, von Piffard-Taylor, Gluck beschrieben worden
sind, wegen ihrer Lappung den subcutan gelegenen Neurofibromen
gleichzustellen sind, muss ich weiterer Untersuchung überlassen, für
welche ich auch das leicht auszuführende Aufsuchen von Schweissdrüsen zur Bestimmung ihres cutanen Ursprungs empfehlen möchte.

In einem faustgrossen rein subcutan gelegenen weichen Fibrom,
sowie in einem harten durchscheinenden Fibrom der Bauchfascie,
welche ich in neuerer Zeit untersuchte, konnte ich von Nerven, auch
von Hautdrüsen, nichts auffinden, dagegen erschien mir ein Befund
erwähnenswerth. Im ersten Tumor am regelmässigsten, im zweiten
weniger deutlich fanden sich mitten im Gewebe in Schlingen gelegte
Blutgefässe wie in Hautpapillen, mit zuführender Arterie und ab-
führender Vene (Taf. IV. Fig. 24), aber ohne dass das einbettende
Bindegewebe den Schlingen folgende Züge darbot. Förmliche Glome-
ruli habe ich nicht auffinden können.

IV. Die Lymphangiofibrome der Haut.

Unter der Bezeichnung Fibroma molluscum werden heutigen Tages
gewöhnlich auch die sogen. weichen Hautwarzen oder Fleischwarzen
(Verrucae molles s. carneae) aufgeführt, jene kleinen flachen Hügel,

welche die Haut des Gesichtes, des Nackens oder des Rumpfes so
häufig verunzieren, an der Oberfläche meist ganz glatt sind im Gegensatz zu den ordinären, harten oder papillären Hautwarzen und die
Aufmerksamkeit der Mitmenschen gewöhnlich schon durch die bräunliche, starke Färbung der bedeckenden Haut auf sich lenken. Zu
den weichen Fibromen können sie mit Recht zählen, da das Tumorgewebe ebenso verschieblich, feucht, transparent und graulich-weiss
ist, wie dasjenige der multipeln Neurofibrome. An den weiblichen
äusseren Genitalien scheinen sie der Ausgang für grössere Geschwülste
in elephantiastischer Form, welche alsdann die bekannte gallertige
Beschaffenheit zeigen, werden zu können. Auch in dieser Beziehung
erheben sie Anspruch auf unsere Berücksichtigung. Doch zeigen sie
im Allgemeinen kein stetiges Wachsthum, kommen wohl in der Jugend,
im ersten bis dritten Jahrzehnt und bleiben dann gewöhnlich das
ganze Leben hindurch stationär, ohne irgend welche Beschwerde zu
bringen. Sie interessiren daher auch den Chirurgen und Dermato-
logen durchschnittlich nur als Schönheitsfehler im Falle ungewöhnlicher Grösse, auch den pathologischen Anatomen, obwohl er Gelegenheit hat, diese Bildungen von einer grossen Zahl der Leichen
Erwachsener abzuernten, gewöhnlich nicht.

Wenn man nun diese Bildungen bald halbkugeliger, bald platter,
scheibenförmiger Gestalt auf senkrechten Durchschnitten untersucht,
so constatirt man, dass jenes gallertige Fibromgewebe recht oberflächlich gelagert und nur von einer dünnen, aber doch continuir-
lichen Cutisschicht nach aussen begränzt ist, dass es ferner nach
innen, nach dem subcutanen Gewebe nur wenig oder gar nicht vordringt, dass es meist mit einer Gränzlinie abschliesst, welche sehr
deutlich ist wegen des Contrastes zwischen dem durchsichtigen Tumor
und dem sehr undurchsichtigen weissen Cutisgewebe, dass jenes aber
dennoch nirgends sich ausschälen lässt. Auch spontane Zerklüftungen
finden sich gewöhnlich nicht, die Masse ist gleichmässig dicht, nur
beschränkt sich das Gewebe in dieser Form oft auf ein dünnes,
flaches Polster, auf welches nach dem Fettgewebe hin ein sehr lockeres
Bindegewebe folgt, durch welches von jenem Polster aus einzelne
Balken des gallertigen Gewebes zu dem subcutanen Gewebe hinaus-
gesandt werden. Bei der mikroskopischen Vergleichung senkrechter
Schnitte verschiedener weicher Warzen (siehe Taf. V. Fig. 19, 20 u. 21),
selbst der kräftig prominenten, stellt sich nun heraus, dass das Haupt-

gewebe seinen eigentlichen Sitz in den tieferen Schichten der Cutis und den anstossenden Theilen des Unterhautgewebes hat, also ganz ähnlich dem Neurofibrom der Haut. Scheint auch im mikroskopischen Bilde die bedeckende Schicht nach aussen zu stellenweise nur minimal, fast nur aus der epithelialen Decke gebildet, so ergiebt sich doch bald, dass der Tumor nicht in der Papillarschicht primär gebildet, sondern in sie an den Stellen des stärksten Wachsthums nur eingedrungen ist. Hierüber gelangt man alsbald zur Klarheit, wenn man auf der Profilansicht den einzelnen Schichten folgt. Ferner lehrt aber der mikroskopische Schnitt gewöhnlich, dass das Gewebe durchaus nicht so gleichmässig dicht ist, wie man nach dem groben Ansehen vermuthete, nicht eine diffuse, homogene oder feinkörnige, nur Kerne enthaltende Masse, oder eine ganz gleichmässige Einlagerung von kleinen Zellen darstellt, wie angegeben wird (Virchow). Es lässt sich vielmehr durch geringes Zerren noch ein ganz zartes, lockeres Gerüstwerk kenntlich machen, dessen Maschen dann grosse, aus jenen Zellen gebildete Klumpen und Stränge enthalten, welche dichter, fester, mehr weisslich gefärbt und undurchsichtiger wie die Gerüstbalken sind. Auch Neumann's Abbildung auf Seite 469 seines Lehrbuchs: Die Hautkrankheiten. 3. Auflage. 1873, welche dem Kapitel über Fibroma molluscum eingefügt ist, giebt höchstens eine ganz schwache Andeutung von der wirklichen Grösse dieser Zellenmassen. Da sich nun diese Klumpen und Stränge plumper Gestalt mittelst der Tinctionsmittel für Zellen gewöhnlich sehr stark färben, das Balkenwerk dagegen wenig oder gar keine Farbe annimmt, so wird der Gegensatz durch die Tinction gesteigert; ausserdem tritt aber jetzt klar zu Tage, dass jene Klumpen oder Stränge ganz oder fast ganz aus Zellen bestehen, welche klein, aber doch deutlich dreieckig, viereckig oder abgeplattet spindelförmig sind und regelmässig einen schön ovalen, klaren Kern, wie die meisten Sarkomzellen, besitzen, also von gewöhnlichen Eiter- oder Granulationszellen verschieden sind, dagegen mit wuchernden Endothelien der Serosa, im Beginn einer Entzündung z. B., eine Aehnlichkeit besitzen. (Siehe die Abbildung in Fig. 140 und 141 bei Virchow: Die krankhaften Geschwülste II. S. 224 und 225.) Zwischen ihnen ist gewöhnlich nur mit Mühe etwas zu erkennen, fast nur eine Kittsubstanz, welche Abgüsse des Zwischenraumes benachbarter Zellen darstellt, bisweilen ein Gitterwerk, aber zunächst kein deutliches Faserwerk, etwa gleich dem Reticulum des

Lymphfollikels, bildet. Erst in den dichteren, härteren Stellen, in den basalen Theilen des Tumor, sieht man die Zellen deutlicher in einer leicht streifigen Intercellarsubstanz eingebettet.

Jedenfalls sind in den jüngeren Theilen, und das sind, wie aus Obigem erhellt, sicherlich die Theile, welche das Papillarstratum einnehmen — die Zellen in Lücken und Canälen dicht neben einander, aber doch lose gelagert, sie erzeugen hier den Eindruck eines zelligen Thrombus. Es giebt aber auch solche Tumoren, welche in ihrem Innern gleichmässig bleiben, auch beim Zerren der Schnittchen; hier lagern dieselben Zellen in fast gleichmässiger Weise, das präformirte Bindegewebe gleichsam durchtränkend (Taf. V. Fig. 20). Aber auch in diesem Falle geht die Peripherie des Tumors in Balken und Klumpen auseinander, und namentlich in der Pars papillaris oder gar in den Papillen findet man wieder die mit den rundlichen und eckigen Zellen gefüllten Canäle. In den verbreiterten Papillen stehen oft mehrere Zellenstränge nebeneinander, runde Kuppen an ihren gegen das Epithel gerichteten Enden; bisweilen treten bei starker Pigmentirung auch braungefärbte Zellen in den Strängen, wie in dem zwischenliegenden Bindegewebe der Papille auf. In dem eigentlichen Stratum papillare liegen gewöhnlich, häufig auch in den centralen Theilen eines solchen Tumors, die Zellenstränge so nahe nebeneinander, dass auf dem Durchschnitt das Bild einer Drüse, resp. eines Carcinoms vorgetäuscht wird. Wo liegen nun diese Zellenstränge? Ich muss sie in die Lymphbahnen der Cutis und des subcutanen Gewebes verlegen. Darüber, dass das Balkenwerk zwischen ihnen aus lockerem grobmaschigen Bindegewebe aufgebaut, das richtige Cutisbindegewebe im gedehnten, dadurch vielleicht atrophischen Zustande ist, kann kein Zweifel obwalten. Denn in ihm sind deutlich 1) die Nerven, 2) die Schweisscanäle, 3) die Arterien, 4) die Venen, aber auch 5) die Blutcapillaren zu verfolgen, ohne jede Betheiligung an den Tumor bildenden Zellensträngen. In den Zellensträngen begegnet man nur selten feinen Capillaren, kaum einem grösseren Gefäss; an Osmiumpräparaten ist es mir nicht gelungen, auch nur ein einziges Mal eine Nervenfaser inmitten des Zellenstranges zu verfolgen oder eine Zelleneinlagerung innerhalb ihrer lamellären Scheide zu erkennen. Somit scheint mir, wenn diese Zellenstränge auf präformirte Bahnen bezogen werden sollen, nichts anderes übrig zu bleiben, als der Lymphapparat der Haut. Mit dieser Auffassung

stimmen auch die übrigen Verhältnisse gut überein. Wo die Klumpen
und Stränge gut ausgeprägt sind, haben sie aussen stets eine ganz
scharfe Begrenzung, aber nicht etwa bedingt durch eine besondere
Wandung, sondern das umliegende Bindegewebe bildet die Begrenzung,
ihm sind die Zellenmassen unmittelbar aufliegend. Dennoch fallen
letztere auch an dünnen Schnitten gewöhnlich nicht auseinander, sondern bewahren ihre scharfe Contur; nur im Innern wird die Zellen-
masse leicht lückenhaft, offenbar indem Zellen hier herausfallen, da
sie lose, unverkittet neben einander liegen. Hier bekommt man alsdann
den Eindruck eines Lumens; doch muss ich bemerken, dass ich nirgends eine Regelmässigkeit dieser Oeffnung gesehen habe, eben so
wenig wie eine Anordnung der Zellen auf der Wandung nach Art
eines typisch geschichteten (etwa verdickten) Endothels. Ferner
haben nun die Zellenklumpen immer solche Gestalten, wie sie durch
buckelige Cylinder in beliebigen Richtungen geführte Schnitte ergeben,
mannigfaltige Formen, wie sie ja auf den Durchschnitten eines Gewebes mit dicken, prall gefüllten und dicht gelagerten Lymphgefässen
in gleicher Form erscheinen. Auch hängen sie mit einander der Art
zusammen, dass man von einer dichotomischen Theilung reden kann.
Freilich liegen sie meist so dicht neben einander, dass diese Verhältnisse nicht so deutlich hervortreten, wie etwa in einem Injectionsprä-
parat der normalen Haut. An den Seitenrändern der Geschwulst,
sowohl auf dem Plateau wie namentlich an den seitlichen Abfällen
zur normalen Haut liegen diese Stränge sogar nebeneinander wie
Säulenreihen (Taf. V. Fig. 19), parallel einander unter sich, wie der
Oberfläche des Tumors selbst. Diese säulenartige, zur Oberfläche der
Geschwulst concentrische Anordnung fehlt dagegen an der Basalseite
der Geschwulst regelmässig, hier gelingt es nur, und zwar relativ
selten, Zellenstränge in schräger Richtung in das unterliegende Bindegewebe zu verfolgen (Taf. V. Fig. 22).

Wenn der Tumor, in der Pars reticularis der Cutis oder in den
oberflächlichen Schichten des Unterhautgewebes gebildet, bei fort-
schreitendem Wachsthum die oberen Schichten der Cutis vorstülpt,
so kommt es hier nothwendigerweise zu einer Dehnung des Flechtwerks der Bindegewebsbündel der Art, dass sie symmetrisch parallel
seiner Oberfläche gerichtet werden; dieser Richtung folgen auch die
Maschen zwischen den Bündeln, speciell auch die cylindrischen Ka-
näle, welche darin gelegen sind, die Saftspalten und die Lymph-

gefässe. Es kann uns daher diese säulenartige Anordnung der Zellenstränge nicht überraschen. andererseits müssen wir es vollkommen
verständlich finden, dass diese Ordnung in der Basis der Geschwulst,
da. wo sie den tieferen Geweben aufruht, fehlt. Es passt dieses
Verhältniss durchaus zu unserer Auffassung, dass in den tieferen
Schichten der Cutis der Tumor begonnen hat und gegen die oberen
Schichten emporgewachsen ist. Auch an der Peripherie des miliaren
Neurofibroms zeigt die Abbildung Taf. V. Fig. 17 dieselbe Streckung
des Flechtwerks der Bindegewebsbündel und ihrer Maschenräume.

Auf dem Gipfel der weichen Warze unter der Mitte ihres
Plateaus, in der eigentlichen Papillarschicht, zeigen die Zellenstränge zuweilen diese horizontale tangentiale Lagerung nicht, stehen
vielmehr radiär, resp. senkrecht zur Oberfläche des Tumors. und
zwar ist diese Anordnung fast nur dort gegeben, wo die Zellenstränge bis in die Papillen selbst hineinsteigen (Taf. V. Fig. 21).
Offenbar ist hier das mechanische Verhältniss ein anderes. Das Gewebe wurde aufgerichtet, gleichsam erigirt, nicht platt gestreckt, indem dem Inhalt der in dem Papillargewebe enthaltenen Hohlräume,
der Blutgefässschlingen, der Lymphgefässe und Lymphspalten. ein
übernormaler Druck ertheilt und in ihnen einige Zeit erhalten wurde.
In ihrem Dickendurchmesser variiren die verschiedenen Zellstränge beträchtlich, oft findet man viele dicht neben einander, welche nur ein-
zeilig sind, oft neben solchen andere, welche 10—12 Zeilen und noch
mehr enthalten.

Man kann von allen Form- und Anordnungsverhältnissen dieser
Zellstränge keine bessere Vorstellung erhalten. als wenn man die der
Arbeit Wegner's über Lymphangiome (v. Langenbeck's Archiv
der Chirurgie XX. S. 641) beigegebene Abbildung. eben so die in
Bryk's Werkchen über Elephantiasis lymphorrhagica (v. Langenbeck's Archiv der Chirurgie XXIV. S. 273 zu Taf. IV. Fig. 5 u. 6),
auch den Holzschnitt in Pospelow's Lymphangioma tuberosum cutis
multiplex (Vierteljahrsschr. für Dermatol. und Syphilis 1879, VI., 529)
zu Rathe zieht und sich die Hohlräume der dort gezeichneten ecta-
tischen Lymphgefässe mit einem dichtzelligen Material gefüllt denkt.
Ganz besonders empfehle ich hinsichtlich des letzt berührten Punktes,
der wechselvollen Grösse benachbarter Zellstränge. Wegner's Fig. 2
Taf. XX., welche einen Durchschnitt durch ein cavernöses Lymph-
angiom darstellt.

Wenn ich nun bis dahin die Stränge Zellenstränge genannt habe, da sie in den bisher geschilderten Gewebsarten fast nur aus Zellen bestehen, so muss ich jetzt darauf hinweisen, dass diese Beschaffenheit oft nur in denjenigen deutlich strangförmig gebauten Geschwulsttheilen gegeben ist, welche wir wohl als die jüngeren ansehen dürfen. Nach der Geschwulstbasis zu werden die Stränge zellenärmer, obwohl dicker, indem zwischen den Zellen eine schwach fibrilläre Substanz auftritt. Offenbar ist hier Bindegewebe fertiggestellt, und nicht selten schliesst jetzt dasselbe auch kleinste Blutgefässe ein. Dürfen wir da nicht den Entwicklungsgang dahin bezeichnen, dass zunächst Zellenproliferation, dann Organisation zu Bindegewebe stattfindet? Dass bei dieser Bindegewebsmetamorphose die Stränge um so fester mit dem sie einbettenden Bindegewebe sich verbinden, ist leicht begreiflich.

Unter Umständen scheint noch eine weitere Differenzirung in den organisirten Strängen Platz zu greifen, nämlich eine Sonderung in mehrere Bindegewebsbündel, welche parallel neben einander verlaufen so, dass aber die Wellen der Bindegewebsfibrillen in dem benachbarten Bündel in gleicher Höhe nicht die gleichen Phasen der Biegung darbieten. Endlich kann das neue Bindegewebe auch bisweilen glänzend werden und damit eine derbe Beschaffenheit erlangen — Uebergang zum harten Fibrom.

Kehren wir nun, nachdem wir diese Erkenntniss gewonnen haben, zu denjenigen Tumoren zurück, deren Centrum gleichmässig dicht erschien, so gewahrt man oft auch hier, unter Anwendung starker Vergrösserung, bei genauester Beobachtung, dass doch noch eine Auflösung in Zellenzüge (Stränge, Kolben, Klumpen) in geringem Grade möglich ist. Im Allgemeinen liegen aber die Zellen gleichmässig, so dass elastische Fasern und die schmalen Reste der Bindegewebsfaserbündel die zelligen Massen beliebig durchsetzen. Diese Art der Anordnung steht nun aber keineswegs im Widerspruch mit der Annahme, dass die lymphatische Bahn das neue Material in sich aufgespeichert hat. Giebt man mir zu, dass die Lücken zwischen den Bindegewebsbündeln der Cutis, gleichviel welche Gestalt sie haben, ob sie kanal- oder spaltenförmig sind, mit den eigentlichen Lymphgefässen zusammenhängen, so hat die Vorstellung, dass auch in jene die Zellen abgelagert werden, nachdem diese gefüllt sind, gar keine Schwierigkeit. Wer aber auch diese Communicationen leugnet, wird gewiss doch die Gewebsspalten und die Lymphbahnen nach ihrem Inhalt und ihrer Function auf gleiche Stufe stellen und es nicht auffällig finden, dass neben den eigentlichen Lymphröhren auch diese Lymphspalten oder Gewebslücken gleichzeitig die Stätte für die Gewebsneubildung abgegeben haben. Indess bei den entzündlichen Infiltrationen greift ja das Gleiche Platz. Gewiss liegt eine Aehnlichkeit mit der entzündlichen Zelleninfiltration vor; aber zwei wichtige Unterschiede sind nicht zu verkennen. Das feste Gewebe ist in diesen Geschwülsten allem Ermessen nach, wenn auch verschoben, doch vollkommen respectirt, nicht geschwunden, um ein neues Gerüst auftreten zu lassen. wie es bei der Entzündung gewöhnlich geschieht; ausserdem sind dieselben in den angeführten Eigenschaften von den gewöhnlichen Eiterkörperchen oder Granulationszellen wohl verschieden. wie Virchow schon specieller ausgeführt hat (l. c. 225). Indem diese weichen Warzen der Haut viele Jahre lang stationär bleiben und nichts destoweniger aus einem sehr zellenreichen Material bestehen bleiben, ergiebt sich, dass auch die Zellen nur äusserst langsame Veränderungen durchmachen und daher anders geartet sein müssen wie Eiterkörperchen.

Da ich nach allen Verhältnissen die Stätte der Gewebsproliferation bei diesen weichen Warzen nur in den präformirten Lymphbahnen des Gewebes finden kann, so glaube ich dieser Anschauung in der Bezeichnung: Lymphangiofibrom Ausdruck geben zu sollen. Zweck dieser Benennung ist namentlich, sie von den als Neurofibromen geschilderten multipeln Mollusken der Haut zu trennen. In der That stehen sie auf einem ganz anderen Boden nicht nur hinsichtlich der feineren Structur; auch eine Betheiligung der Nerven bei diesen Lymphangiofibromen kann ich ausschliessen. In Leichen, auf deren Haut gleichzeitig mehrere solche Warzen sich vorfanden, habe ich weder an den Nervenstämmen, noch an den Verästelungen im Unterhautgewebe der afficirten Hauttheile, noch endlich bei der mikroskopischen Untersuchung dieser Geschwülste irgend etwas gesehen, was darauf hinwiese, dass die Nerven oder ihre Hülle in die Zellenneubildung mit einbezogen worden wären. Statt dessen bieten diese Tumoren nahe Beziehungen zu Geschwülsten der Haut, bei welchen die Lymphgefässe hervorragend betheiligt sind, in besonderer Weise zu den beiden bis jetzt bekannt gewordenen Fällen von Lymphangioma tuberosum multiplex von Kaposi (Handbuch der Hautkrankheiten von Hebra und Kaposi. 1876. II. 282 und Atlas der Hautkrankeiten von Hebra. 1876) und von Pospelow (Vierteljahrsschrift für Dermatologie und Syphilis. 1879. VI. 521). In beiden Fällen stammten die Geschwülstchen aus der Kindheit, waren flach oder mässig prominent, rund oder oval, etwas durchscheinend, sassen unter einer braunrothen, nicht schuppenden, glatten Haut und boten auf dem Durchschnitt mikroskopisch ein durchlöchertes Gewebe, nämlich Durchschnitte von weiten, mit deutlichem Endothel ausgekleideten Lymphgefässen. Das auf dem Durchschnitt gallertig erscheinende (Pospelow) Geschwulstgewebe war deutlich in den tiefen Schichten der Cutis gelegen, ragte aber in das Stratum papillare wie subcutaneum hinein. Die wesentliche Differenz von den Lymphangiofibromen lag darin, dass die erweiterten Lymphgefässe wohl Lymphkörperchen, aber nicht zusammenhängende Zellenmassen oder neugebildetes Zellengewebe enthielten.

Die Zellenstränge, welche diese Fibrome darbieten, können natürlich auch die Vorstellung erwecken, dass man es mit einer pathologischen Drüsenbildung zu thun hätte. Manche Stellen in den Schnitten erinnern in der That an die Textur der Adenome und selbst der Carcinome, wie andererseits die homogeneren Stellen den Habitus des Sarcomgewebes darboten. „Genau genommen," sagt Virchow, „ist eine Fleischwarze ein unvollständig entwickeltes Sarcom." Als differentielles anatomisches Merkmal wird man die vollständige Integrität des alten Gewebes, den Mangel jeder Degeneration und regressiven Metamorphose in Anschlag bringen müssen. Auf dem immer noch bestrittenen Feld der Hautadenome, besonders der Adenome der Schweissdrüsen, können diese Zellenstränge wohl schon zu einer Quelle von Täuschungen geworden sein, indem sie in den mikroskopischen Schnitten für neugebildete Drüsengänge oder Auswüchse der Schweissdrüsen imponirten. Für Jeden, welcher differentielle Diagnostik von Hauttumoren zu treiben hat, empfiehlt es sich somit wohl, diese gewöhnlich unschuldigen und daher uninteressanten Gewächse einmal anatomisch kennen zu lernen.

V. Die Beziehungen zu anderen bindegewebigen Neubildungen der Haut.

Wenn ich nun durch die bisherigen Darlegungen an die Stelle des einheitlichen Fibroma molluscum oder Molluscum simplex der äusseren Haut zwei Fibromarten zu bringen versuche, so hege ich keineswegs den Gedanken, in diese beiden Arten sämmtliche weichen Fibrome unterbringen zu können. Die Granulationsgeschwülste, der Lupus, die eigentlichen und die syphilitischen Tuberkel der Haut, welche mit gewissem Recht wegen der anatomischen Beschaffenheit ihres Gewebes auch zur Kategorie der weichen Fibrome gerechnet werden könnten, zeigen doch im Verlauf wie in der Structur so viele Differenzen, dass sie den Gedanken einer Identificirung derselben mit einer von unseren Abarten von vornherein beseitigen. Dem Erysipel der Haut, wie der ihr nahe stehenden Lymphangiotis folgen andere Effecte auf die Gewebsstructur, als sie bei den Lymphangiofibromen, wie den Neurofibromen, resultiren. Der Krankheitserreger schreitet ja bei dem Erysipelas innerhalb der Lymphbahn und den Saftkanälen fort (Recklinghausen, Lukomsky), aber es resultirt hier doch nicht eine dauernde pralle Füllung und Dilatation aus der Zellenablagerung in den Saftkanälen und Lymphgefässen, sondern eine Rundzellenablagerung von kurzem Bestand, wie angegeben wird (Vulpian, Volkmann und Steidels, Amidon), zunächst in der Nachbarschaft der venösen Gefässe. Bei anderen infektiösen Formen der Dermatitis erscheinen auch die Blutgefässe als der vorwiegend afficirte Theil und namentlich die Venenwandung als die Hauptstätte für die Ablagerung des pathologischen Zellenmaterials. In der an Pocken erkrankten Cutis ist eine deutliche Wucherung längs der Aeste des venösen Venenplexus nicht zu verkennen; Auspitz' Beobachtung in dieser Richtung kann ich vollkommen bestätigen. Erst recht findet man beim indurirten Schanker die Blutgefässwandung und zwar ganz vorwiegend die Venenwandung betheiligt. Die zellige Infiltration derselben setzt sich nicht nur über die Grenzen des Indurirten hinaus fort, sondern inmitten der Härte findet man oft die Venenwandung so mächtig mit Zellen durchsetzt, dass das Lumen nahezu aufgehoben, jedenfalls zu einem sehr unregelmässigen gestaltet wird. Nach meinen Untersuchungen auch ganz jugendlicher syphilitischer Indurationen, zu welchen mir das Material durch die Herrn Rinecker in Würzburg und Wolff hier zugestellt wurde, muss ich den von Cornil gegebenen Schilderungen des Zustandes der Gefässe am meisten beipflichten. Die Veränderungen der Arterien, welche Auspitz und Unna in den Vordergrund stellen, fand ich eben so wie die Betheiligung der Nerven nicht grösser, wie in beliebigen anderen entzündlichen Infiltrationen. Die kolossale Verdickung der Venenwandungen (s. Cornil, Leçons sur la Syphilis 1879, Pl. V. Fig. 10) ist dem indurirten Schanker eigenthümlich und gewiss für seine Art der Verhärtung des Gewebes und der Metamorphosen bedeutungsvoll. Auch dieser Knoten schickt an seiner Grenze Stränge aus, selbst in Plexus vereinigt, derbe Venenstränge ab, nicht gefüllte Lymphbahnen oder Nervenstränge wie die Fibrome. — Nicht nur bei diesen acuten und subacuten circumscripten Herden der Haut, welche den Entzündungen angereiht werden, lohnt es sich, den Weg zu verfolgen, welchen die Krankheitsprodukte einhalten, und den Apparat zu bestimmen, welcher in der Haut der Hauptträger derselben ist, sondern auch in den chronisch entzündlichen Hauttumoren ist selbst bei aller äusseren Aehnlichkeit der Missgestaltung die Bahn des Krankhaften eine verschiedene und darin die anatomische Eigenthümlichkeit des Neugebildes begründet. Je nachdem dieser oder jener Apparat des Hautorgans betheiligt wird, müssen auch Unterschiede zwischen den Erkrankungen sich herausstellen, welche in den groben äusseren Verhältnissen nicht zum Ausdruck kommen. Unverkennbar sind ja die Bildungen, welche wir wegen der gemeinsamen äusseren Form Elephantiasis nennen, das Resultat ganz verschiedener Prozesse. Die mit Lymphorrhoe verbundene Elephantiasis betheiligt, wie positiv nachgewiesen wurde, in hervorragender Weise den Lymphapparat, und wird daher mit Recht Elephantiasis teleangiectodes (Virchow), speciell lymphangiectodes genannt. Die alltägliche elephantiastische Verhärtung der Unterschenkelhaut, welche an Haut- und Knochenulceration sich anschliesst, bietet dagegen oft genug gar keine Zeichen, welche auf eine Betheiligung der Lymphgefässe und Lymphdrüsen hinwiesen. Auch in den bindegewebigen Scheiden ist hier nicht die eigentliche Stätte für die Neubildung, vielmehr bildet das Hautgerüst, derjenige Theil der Haut, welcher der gefässloseste ist, die Stätte für die massenhafte Anbildung des fibrösen Gewebes. Wahrscheinlich verdicken sich die alten

Bindegewebsbündel, indem sie festes Material in sich aufnehmen und dadurch sclerotisch werden. Mag daneben auch eine Neubildung von Bindegewebsbündeln in den präformirten Saftspalten des Hautgerüstes statthaben, jedenfalls sind Blut- und Lymphgefässe und Nerven nur ganz secundär betheiligt. Und doch giebt es eine Form der Elephantiasis, welche den Nervenbahnen eine wichtige Rolle zuweist. Für die Lepra Arabum nodosa ist dieses Verhältniss sehr nahe liegend, seitdem durch Danielssen, Virchow und Carter die exquisit gleichmässigen Verdickungen, wie die knotigen Anschwellungen an den peripherischen Nervenstämmen bei dieser Affection nachgewiesen wurden. Offenbar giebt es aber auch Fälle von sporadischer Elephantiasis Arabum, der nicht specifischen Lepra, welche ebenfalls die Nerven frühzeitig in Mitleidenschaft zieht oder gar durch sie veranlasst wird, wie W. Mitchell ein Mal nach einer Schussverletzung constatirte. Am ausgezeichnetesten in dieser Art ist wohl der von Naegeli berichtete und von Chelius beobachtete Fall eines 26jährigen Mannes, welcher nach einer nicht reponirten Fussverrenkung (des Fersenbeins nach aussen) im Alter von 1½ Jahren eine successiv anwachsende cylindrische Anschwellung des Unterschenkels mit Geschwüren bekam. Die Amputation des elephantiastischen Unterschenkels wurde ausgeführt und der N. tibialis mit seinen Aesten stark verdickt gefunden, sogar „kettenförmige" Beschaffenheit letzterer, während ersterer 1½ Zoll (5 cm.) Durchmesser hatte, ja dessen Scheide sogar bis ½ Zoll mass. Ausserdem fand sich bei dem Patienten noch am hinteren Ende des Kopfes eine beutelartige Verlängerung der Kopfhaut, welche der Kranke scherzweise sein Kopfkissen nannte, deren Entstehung er nicht anzugeben wusste, man also wohl in die Kindheit verlegen durfte. Die gleichmässige Anschwellung des Vorderarms, welche in dem von De Morgan und Coupland beschriebenen Falle vom 7. bis 15. Jahre entstanden war, darf ebenfalls wohl von der starken Affection der Nerven, welche nach der Amputation constatirt wurde (Neuritis nodosa), abhängig gemacht werden.

Ausserdem hat Letessier von einer Familie berichtet, welche in einer Gegend (Gironde) lebte, in der Elephantiasis keineswegs endemisch ist, und in welcher dennoch Grossvater, Vater, Vatersbruder, Schwester und Tochter eines beobachteten Kranken an der gleichen elephantiastischen Auftreibung des linken Unterschenkels litten; vielleicht weist auch hier, wie in den oben besprochenen Fällen von

Elephantiasis mollis (Hecker-Czerny und Bruns), die Heredität auf eine Beziehung zum Nervensystem hin.

Anerkanntermassen ist bei der eigentlichen endemischen Lepra Arabum eine Beziehung der Hautaffection zu der Nervenerkrankung herzustellen. Gleichviel ob diese Krankheit parasitärer Natur ist oder nicht, in der Art der Localisation und der anatomischen Structur ihrer Herde hat sie grosse Aehnlichkeit mit der hier behandelten Krankheit, der Combination von multiplen Fibromen und Neuromen. Diese Behauptung gilt allerdings nur mit einer Einschränkung, indem bei der richtigen Lepra Rumpf und Hals viel weniger Tuberositäten der Haut entwickeln, als das Gesicht, die Hände, die Vorderarme und auch die unteren Extremitäten, welche sämmtlich bei der Neurofibromatosis entschieden geringer betheiligt sind wie der Stumpf. Die Aehnlichkeit liegt zunächst in einem negativen Verhältniss, indem bei letzterer Fusssohle und Handteller von Hautknoten fast ganz frei bleiben, und bei der Lepra nach Carter's u. A. Zeugniss dasselbe der Fall ist. Weiter stehen Neurofibromatosis und Lepra Arabum aber hinsichtlich der Anordnung und Gestaltung der Nervenverdickungen einander sehr nahe, wenn auch bei letzterer die Gewebsinfiltration, nach Zellengehalt, Fettmetamorphose u. s. w. gewiss anderer Art ist. Anerkanntermassen tritt auch bei der Lepra das neue Material nach innen von der lamellären Scheide der Nervenfaserbündel als Verdickung des intrafasciculären Bindegewebes auf, wie Virchow nachwies, der nach dem damaligen Gebrauch dieses Gewebe Perineurium nannte. Carter hebt aber weiter hervor, dass, nach seinen Untersuchungen von 16 Leichen Lepröser zu urtheilen, Prädilectionsstellen an den Nerven existiren, und zwar sind es bei gemischten Nerven die Strecken, welche am oberflächlichsten liegen, bei den Hautnerven die Stellen, welche unmittelbar auf die Durchbohrung der Fascie folgen. Habe ich nun letzteres Moment in meinem Falle I. nicht mit gleicher Evidenz klar stellen können, so ist ja doch unverkennbar, dass die Hautnervenäste, also die oberflächlich gelegenen, am meisten Knoten tragen; auch im Falle II. kann ich schon jetzt entscheiden, dass von den zugänglichen Nerven gerade die oberflächlich gelagerten Stämme, die reinen Hautnerven, 1) linker N. supraorbitalis, 2) rechter N. dorsalis pedis und 3) linker N. saphenus externus relativ am stärksten verdickt sind. Carter berichtet sogar, dass er mittelst der characteristischen röthlich grauen Farbe und grossen

Transparenz, welche die lepröse Neuritis geschaffen hatte, in den gemischten Nervenstämmen die sensiblen Nerven mit blossem Auge deutlich verfolgen und von den motorischen, unveränderten Faserbündeln unterscheiden konnte. Er schliesst weiter aus diesem Factum auf eine Fortleitung der Affection der Nerven von der Peripherie zum Centrum, wie er es vorausgesetzt hatte. Wie hervorragend die Hautnerven in der Lepra betheiligt sein müssen, ergiebt sich schon aus der characteristischen, zur Classificirung benutzten Anästhesie, welche ja auch in der Lepra tuberculosa vorhanden ist, nach Hansen sogar unter 141 Fällen dieser Species nur 9 mal fehlte. Ob freilich die lepröse Neuritis so scharf auf die sensiblen Nerven beschränkt bleibt, wie Carter meint, muss die Zukunft entscheiden; gewiss lässt das Vorkommen von motorischen Paralysen, welche Boeck und Virchow besonders accentuiren, es möglich erscheinen, dass die Anschwellung auch auf die motorischen Nerven übergreift. Sicherlich hat aber die grosse Differenz, welche sich schon nach den bisherigen Leichenuntersuchungen in dieser Beziehung an den peripherischen Nerven zwischen den reinen Haut- und den reinen Muskelnnerven in unserem Falle herausstellte, auch für die Lepra Geltung. Täusche ich mich nicht in dem Urtheil, welches ich mir nach Resultaten der mikroskopischen Untersuchung lepröser Hautknoten. welche Seitens mehrerer Autoren, Virchow, Gust. Simon, Carter, Köbener, Bergmann, Neumann, Kaposi, Thoma, Monastirski, mitgetheilt wurden. bilden kann (zu eigenen Untersuchungen bot sich mir bis dahin nicht die Gelegenheit), so wird auch in diesen Hautknoten ein neuromatöses Element vorhanden sein, ähnlich, natürlicherweise deswegen noch nicht identisch mit demjenigen, was unsere Neurofibrome der Haut darbieten. Alle Untersucher, Virchow voran, geben nämlich an. dass das zellige Material, welches in der Haut und bis in das subcutane Gewebe hinein abgelagert ist, in den jugendlichen Knoten wenigstens nicht eine gleichmässige Masse sei, sondern Züge bilde. Thoma nennt die Anordnung derselben direct „plexiform" (s. Fig. 5—9 seiner Arbeit in Virchow's Archiv LVII., Taf. 11 und 12).

Im Speciellen führen dann die Beobabhter übereinstimmend an. dass die Zelleninfiltration besonders um die Haarbälge (Virchow). die Schweissdrüsen und die verdickten Schweissgänge (G. Simon, Kaposi, Thoma), dann aber auch um die Gefässe, von welchen bald nur Verdickung, bald auch Neubildung behauptet wird, statt hat.

Einige neigen sich daher der Ansicht zu, dass es 'Scheiden sind, welche das pathologische Material aufnehmen, und Thoma hat die Anfänge der anatomischen Veränderung schon direct in die perivasculären Räume, also in die bindegewebigen Scheiden der Gefässe, verlegt. Um die Aehnlichkeit der anatomischen Anordnung des Gewebes der Lepraknoten mit den Verhältnissen, wie sie unsere Hauttumoren darboten, noch mehr in's Licht zu stellen, sei auf den Sitz der leprösen Affection mit den Worten Kaposi's (Hebra, Hautkrankh. 420) verwiesen: „Sie reicht einmal mehr an die Oberfläche bis hart unter die Oberhaut. Ein anderes Mal befindet sich über ihr noch eine Schicht weicher, anscheinend gesunder Haut. Sie dringt auch verschieden tief nach unten, manchmal deutlich bis in's Unterhautzellgewebe. Dieselbe ist meist nicht scharf begrenzt, sondern läuft ungleichförmig in Aeste aus". Also auch hier Ausgang und Hauptsitz in den tieferen Schichten der Cutis. Was noch fehlt in allen Berichten, ist die Angabe über das Verhalten der Nerven innerhalb des Hautknoten; darüber herrscht absolutes Schweigen, ich vermuthe, weil die Autoren Nerven darin gar nicht aufgefunden haben, entweder, weil sie stark zerstreut oder weil sie degenerirt und dadurch unkenntlich geworden waren. Neue Untersuchungen jugendlicher Knoten mögen daher darüber entscheiden, ob die Analogie der Lepraknoten mit den Neurofibromen bezüglich des Sitzes der Neubildung nicht noch vollständiger hingestellt, ob nicht auch hier der erste Beginn in die Nervenscheiden und von da aus die Fortsetzung in das übrige scheidenartig angeordnete Bindegewebe der Haut verlegt werden darf! Nach den obigen Erfahrungen rathe ich aber dringend, die Untersuchung der Knoten bezüglich der Nerven im möglichst frischen Zustande nur unter zweckmässiger Behandlung mit Osmiumsäure vorzunehmen.

VI. Die Beziehung zum neuropathischen Papillom.

Schon um nicht den Namen Neurofibrom missverstehen zu lassen, muss ich endlich auch eine Art von Hautfibromen hier erwähnen, welche wahrscheinlich auch zu dem Nervensystem in einer Beziehung steht, dennoch aber von den hier behandelten Neurofibromen in mehreren Dingen sich unterscheidet. Man hat diese Fibromart wegen ihrer deutlich höckerigen Beschaffenheit, wegen der mikroskopisch nachgewiesenen Hypertrophie der Hautpapillen (Wernher), in neuerer Zeit gewöhnlich mit dem Namen neuropathisches Papillom (Gerhardt) und Nervennävus (Th. Simon) belegt, nachdem Thomson dasselbe zunächst als Naevus papillaris bezeichnet hatte. Durch diese Namen zusammen genommen werden die Eigenthümlichkeiten, welche dieser Bildung zukommen, ausgedrückt. Auf den Namen Naevus kann sie allerdings, wenn wir im strengen Sinne darunter nur Mutter-mäler, Dinge, welche mit auf die Welt gebracht werden, verstehen wollen, nicht unbedingt Anspruch machen; von Wernher wird es wenigstens bestritten, da das Leiden bei seiner 18jährigen Kranken mit $1^1{}_2$ Jahren erst entstanden war. Jedoch betrafen die bis jetzt vorliegenden übrigen Beobachtungen dieses Papilloms entweder Kinder bis zu 16—18 Jahren, auch einen Einundsechziger (Gerhardt), bei welchem in der That der Naevus schon zur Zeit der Geburt notirt worden war (Gerhardt I. und II., Neumann), oder es waren die Bildungen schon im ersten Lebensjahr (Beigel, Hardaway) ent-standen. Nicht minder bedeutungsvoll ist, dass die Papillome meistens nur einseitig vorhanden waren (Naevus unius lateris. Bärensprung), dass sie ferner, wenn sie einseitig am Rumpf existirten, fast genau mit der Mittellinie aufhörten; endlich traten gleichzeitig Erscheinungen Seitens des centralen Nervensystems zu Tage. nämlich epileptische Krämpfe in zwei Fällen (Beigel und Gerhardt I.). Auch in der Art der Vertheilung wurde noch eine Beziehung zu der Ausbreitung bestimmter Hautnerven gefunden, ähnlich wie beim Zoster. Ob letzteres mit Recht geschah, mag allerdings dahin gestellt bleiben. bis sich die Gelegenheit zur anatomischen Untersuchung bietet.

Aus neuester Zeit liegen aber bezügliche Angaben für eine diesem Papillom gewiss nahe stehende Affection, für die Ichthyosis hystrix (I. cornea) vor. Diese Form der Ichthyose theilt mit den eben er-wähnten Naevi papillares die Eigenschaft, dass die Haut rauh wird, nicht bloss wegen der zerklüfteten und verdickten Epidermisschicht, sondern auch weil richtige papilläre Erhebungen auftreten. Ausserdem bildet sie sich aber bisweilen in ähnlicher Lokalisation, in mehr-fachen, bandartigen, ja sogar in Serpentinen einseitig verlaufenden und an der Mittellinie genau abschneidenden Streifen aus (Ichthyose

serpentine). Da auch diese Affection gewöhnlich angeboren ist, so
liegt es gewiss klar, wie innig sie sich dem neuropathischen Papillom
anschliesst (Hardy), ja wie beide wohl nur eine und dieselbe Krankheit mit einer Differenz in der Betheiligung der Epidermisschichten
darstellen. Leloir hat nun in zwei Fällen congenitaler Ichthyose
eine Degeneration der Hautnerven der afficirten Hauttheile, aber auch
in dem einen Falle in den Nervenwurzeln bis zum Rückenmark, ganz
vorwiegend in den hinteren Wurzeln gefunden (leere Schwann'sche
Scheiden, Vermehrung der Kerne und fettige Tröpfchen an Stelle des
Myelin). Erworbene Formen lokaler Ichthyose sind in neuerer Zeit
mehrere beschrieben worden, welche im Verlaufe einer chronischen
Neuritis (Eulenburg, Arnozan) oder nach Trauma (Geber) entstanden waren, und Leloir fügt einen neuen Fall (Ichthyose serpentine auf den anästhetischen Hautpartien nach unvollständiger Zer-
reissung des N. ulnaris in der Höhe seiner Cubitalrinne) hinzu.

Wenn sich nun aber auch der Gedanke, dass diese multipeln
oder lokal begränzten Hautpapillome auf eine primäre Nervenaffection,
selbst eine congenitale Neuritis zurückzuführen sind, als richtig erweisen sollte, wenn also hier ein gemeinsames Band für diese Affectionen der Haut und die Neurofibrome gegeben wäre, so blieben doch
unverkennbare, bedeutungsvolle Differenzen. Als wesentlichste nenne ich
das Fehlen einer richtigen Tumorbildung. Es scheint überhaupt, als ob
diese „neuritischen" Papillome die Folgen der Vernichtung des Nerven-
einflusses auf die Ernährung der Hautgewebe, trophische Störungen
neuroparalytischer Natur (trophischer Nervennävus, sagt Th. Simon)
sind, welche ungewöhnlicherweise zu einem activen Vorgang, zu einer
Hypertrophirung der obersten Hautschichten führen, während letztere
doch bei den Neurofibromen nur gedehnt und atrophirt, also rein
passiv betheiligt werden. Ferner können wir nicht verkennen, dass
bei diesen Papillomen die Neubildung von Gewebe rings um die letzten
Endigungen der Nerven statt hat, während sie in den Neurofibromen
ihren Ausgangspunkt im Verlaufe der Nerven findet. Wahrscheinlich
sind bei den Papillomen Angioneurosen, vasomotorische Störungen die
nächste Veranlassung der Hypertrophie.

VII. Die Ursachen der Neurofibrome.

Wenn man nun noch die Frage aufwirft, woher, aus welcher Ursache die Neurofibrome kommen, so können wir in dieser Beziehung aus der Geschichte der beobachteten Fälle nur einige Thatsachen notiren, welche aber noch nicht gestatten, eine Theorie über die Genese aufzubauen.

So unzweifelhaft es ist, dass nach Nervenverletzungen Neurofibrome an den Nervenstämmen zu Stande kommen, so sicher man die Anwesenheit und die Zunahme an Verdickungen der Nerven auch bei nicht traumatischen Erkrankungen des Nervensystems erkannt hat, so wenig wissen wir, dass in solchen Fällen den jemals vorliegenden analoge, eigentliche weiche Fibrome in der Haut aufgetreten wären, etwa als eine neurotische Störung der Hauternährung, wie sie in Gehirn-Rückenmarkskrankheiten und Verletzungen peripherer Nerven als Herpes, Pemphigus, Papillom etc. beobachtet wurden. Rein erworben wird daher die Neurofibromatose offenbar nicht und die einzelnen Berichte sagen in der Mehrzahl der Fälle, wenn überhaupt das erste Erscheinen berücksichtigt wird, auf das Bestimmteste aus, dass die Tumoren zum Theil schon in der Kindheit bemerkt wurden (Tilesius (Geburt), Craigie, Hesselbach, Lebert, Beale, Hecker, Virchow, Hitchcock (I., II., III.), Hebra und Pick (I.), Margerin, Bryk (I.), Wilson, Octerlony, Volkmann).

Bezüglich der multipeln Neurome liegen ähnliche Angaben nicht vor, aus dem einfachen Grunde, da dieselben verdeckt unter der Haut gelegen und bei Lebzeiten fast nie schmerzhaft (Ausnahme: Salomon's Fall) waren, da sie meistentheils viele Jahre dem Kranken vollständig unbekannt blieben, da sie nur selten durch die Grösse oder Umbildung in andere Tumoren die Aufmerksamkeit fesseln konnten und daher fast nur beim Eintritt in eine sorgfältige spitälische Beobachtung oder gar erst auf dem Leichentisch entdeckt wurden. Für diese Fälle können wir uns, um auch in ihnen ein angeborenes Krankheitsmoment zu statuiren, nur darauf berufen, dass in einer guten Reihe von Fällen Erblichkeit der Affection nachgewiesen wurde, so in den beiden Fällen von Schiffner (Brüder), von Virchow (I. Grossvater, Vater und Geschwister), von Genersich (Brüder), von P. Bruns (Brüder) und von Hecker und Czerny (Grossvater, Mutter und

Tochter). Auch bei den multipeln Hautfibromen ist in dem Fall Hesselbach (Vater und Sohn), Hebra-Pick (II.) und Octerlony, ganz besonders aber bei Hitchcock's Mischfall von Hautfibrom und Neurom (Mutter, Sohn und Tochter), die Erblichkeit entschieden ausgesprochen. Freilich steht auf der andern Seite aber durch die vorliegende Reihe von Beobachtungen eben so fest, dass die Neurofibrome der Haut nicht in der Zahl und Grösse, welche sie schliesslich besassen, mit auf die Welt gebracht wurden, sondern dass sie exquisit und zwar über das Mass der übrigen Körpertheile hinausgewachsen waren, einzelne häufig in einem solchen Umfang, dass sie dann zu colossalen Tumoren sich gestaltet hatten.

Eine specielle Veranlassung dieses Wachsthums, irgend eine kräftige besondere Einwirkung gröberer Art speciell bei der Ausbildung dieser Colossaltumoren wurde in einzelnen Fällen notirt. Zunächst liegt schon in dem Falle von Tilesius die verständliche Angabe vor, dass der kindskopfgrosse Tumor an dem Epigastrium in Folge des häufigen Anstemmens dieses Körpertheils an einen harten Gegenstand bei der Beschäftigung des Individuums als Korduanarbeiter so gewachsen war. Larrey's Fall bot das Wachsthum einer orangegrossen Geschwulst über dem linken Darmbeinkamme in Folge des Druckes des Gurtes und des Handgriffes von einem Säbel, und Bryk sucht im Fall I. den wohl mannskopfgrossen Tumor, welcher auf der rechten Brustfläche eines Schneiders sass und über die Schulter geschlagen werden konnte, mit der fortwährenden Insultation, welche derselbe durch den rechten Arm beim Nähen erfuhr, in Zusammenhang zu bringen. Schnitte und sonstige Hautverletzungen riefen nur in wenigen Fällen neue Tumoren hervor, angeblich mit einer absoluten Regelmässigkeit bei dem Neger, welchen Izzet Anderson beobachtete. Dagegen ist in meinem Fall II. am rechten Zeigefinger eine über die zwei letzten Phalangen reichende Incisionsnarbe vorhanden, welche weder von Haut-, noch Nervenfibrom etwas darbietet. Auch in anderen Beobachtungen haben grössere Traumen keinen Effect gehabt. Wohl können wir aber mechanische Einwirkungen, welche von geringerer Stärke sind, dafür aber um so häufiger wiederkehren, als veranlassende Momente des stärkeren Wachsthums, wie schon Bryk aufstellte, anschuldigen. Wenn ich die Verbreitung dieser Fibrome in den Abbildungen derjenigen Fälle, wo sie recht zahlreich sind, überblicke (Tilesius, Virchow (II.), Heymann, Izzet Anderson, Octerlony, Recklinghausen (I. und II.), und auch die bezüglichen Angaben der übrigen Autoren berücksichtige, so kann ich leicht abstrahiren, dass diejenigen Theile der Haut am üppigsten besetzt sind, welche durchschnittlich am meisten und ständigsten Reibungen, Zerrungen und Drücken ausgesetzt sind. Bei den Frauen erscheint überwiegend die Gürtelpartie des Rumpfes, an welcher die Kleider befestigt werden, die Haut reiben und in Falten legen, mit Tumoren besetzt, bei beiden Geschlechtern alsdann Nacken- und mittlerer Rückentheil, auch die Schultern, Körpertheile, auf welchen ebenfalls ja die Kleider hängen und reiben, die meisten Lasten drücken; dann kommen noch fast in allen Fällen dichte Gruppen von Tumoren am Hinterhaupt und dem Kreuzbein vor, wohl darauf zu beziehen, dass diese Theile bei der Rückenlage des Nachts am häufigsten belastet und auch wegen der knöchernen Unterlage leicht gereizt werden. Bryk führte durch vergleichende Photogramme den Nachweis, dass die Tumoren, welche rings um den Schädel des Schneiders Fall 1. gelegen, auf die doppelte Grösse gewachsen waren — wie B. annimmt, in Folge des Druckes, welchen die Kopfbedeckung gerade an dieser Kopfpartie ausübt.

Von den vereinzelten grösseren Fibromen an den übrigen Körpertheilen lässt sich ebenfalls das aussagen, dass sie vorwiegend an den bei Bewegungen des Körpers hervorragenden und also auch Reibungen besonders ausgesetzten Körpertheilen sich vorfinden, an den Hüften (Virchow), Schultern (Schulterblättern: Fall II), Ellenbogen und oberhalb des Knies (Virchow [II], Octerlony).

Endlich sprechen noch einige Absonderlichkeiten einzelner Fälle für die Wirksamkeit wiederholter kleiner Reizungen. In Heymann's Fall verlaufen der Quere nach zwei Zeilen von Tumoren über die Bauchfläche, offenbar entsprechend Falten, in welchen beim Sitzen schlaffe Bauchdecken leicht gelegt werden. Der betreffende Besitzer, Javaner, verharrte wohl Stunden lang in dieser bei den Orientalen beliebten Stellung. Auch in meinem Fall II verläuft in dieser Falte von der linken Spina anter. des Darmbeins. einer auch in anderen Fällen bevorzugten Stelle, aus ein 5 Ctm. langer subcutaner Tumor. Ferner zeigt aber jener Javaner in ganz ungewöhnlicher Weise Wangen und Kinn mit langen, sogar walzenförmigen Tumoren besetzt. Sollte dies nicht damit zusammenhängen, dass derselbe nach Landessitte, wie angegeben wird, seine Barthaare auszupfte? Der Bartwuchs war in Folge dessen sehr spärlich. Bei dem männlichen Individuum meines Falles II sind ebenfalls zahlreiche, allerdings kleine und flache Tumoren auf den Wangen links und rechts in gleicher Dichtigkeit ausgebildet, entschieden aber am stärksten in der Ausdehnung des Bartwuchses. Da bei dem Weibe, Fall I, ebenso wie in der Abbildung der Negerin bei Octerlony im Verhältniss zur Stirn die seitlichen Gesichtstheile relativ verschont geblieben sind, so kann wohl jene Bevorzugung des männlichen Geschlechtes von den wiederholten Reizungen, welche an den Wangen durch die civilisirten und uncivilisirten Bestrebungen, die Zierde des Mannes zu entfernen, angebracht wurden, bedingt sein. Hiernach haben die von aussen kommenden mechanischen Einwirkungen in der That einen Einfluss auf die Grösse und Zahl der Neurofibrome der Haut entschieden ausgeübt.

Freilich bleibt immer noch die auffällige Thatsache, dass Fusssohle und Hohlhand, welche wir doch im Wachen, bei mechanischen Arbeiten stetig drücken und reiben, fast vollständig immun bleiben. Diese Ausnahme kann wohl nur in der Einrichtung dieser Hauttheile, in der Anwesenheit des starken Fettpolsters begründet sein; auch andere gut gepolsterte Theile des Körpers, die Hinterbacken, erfreuten sich fast in allen Fällen trotz ihrer Prominenz, einer relativen Immunität, wie bei Fall I, in welchem die starken Hautfalten, welche ein Lichtbild darstellt, und welche einfach aus schlaffer, magerer, nicht etwa hypertrophischer Haut bestehen, noch jetzt von der früheren Fülle dieses Körpertheiles Zeugniss ablegen.

Schon wegen der geringen Energie der mechanischen Einwirkungen, welche ich hier anschuldige, sind dieselben aber nur als die Gelegenheitsursachen, nicht als die wesentlichen Krankheitsursachen anzusehen. Irgend eine Besonderheit muss noch in der Einrichtung der Scheiden, speciell der Scheiden der Nerven existiren, welche sie zu diesen fibromatösen Veränderungen disponirt. Bei der weiten Verbreitung dieser Affectionen über den Körper wird man, ebenso wie man bei anderen verwandten Affectionen argumentirt hat, zunächst daran denken, dass von dem centralen Nervensystem, den vasomotorischen oder trophischen Centren, die Affection ausginge, gleichsam in die Peripherie ausstrahlte. Namentlich könnte man in dieser Beziehung die positiven Angaben mehrerer Autoren (Tilesius, Hecker, Bryk I.) wohl in Betracht ziehen, dass von Zeit zu Zeit Congestionen in den Fibromen aufgetreten wären, sogar periodisch, und zwar alle

4—5 Wochen, bei der Geng sogar mit einer Dauer von 4—6 Tagen
nach Art der Menses. Für diese Anschauung fehlt aber jeder Anhaltspunkt von anatomischer Seite. Bis jetzt ist in keinem Falle von
Neurofibrom am Gehirn und Rückenmark irgend etwas nachgewiesen
worden, was wir als das primäre Leiden ansehen könnten. Subme-
ningeal auf dem Rückenmark oder am Kleinhirn gelegene Knoten sind
die einzigen, welche in seltenen Fällen (Hesselbach, Sibley, Gerhardt, Soyka) aufgefunden wurden. Die Compression, welche Sept.
Sibley, sowie die Veränderung der Rückenmarkssubstanz, welche in
dem Falle Gerhardt's notirt wurde, nämlich eine Rückenmarks-
erweichung, je entsprechend einem Neuromknoten, durften sicherlich
mit vollem Recht von diesen Autoren als secundäre Effecte gedeutet
werden. Störungen in der nervösen Sphäre, welche allenfalls auf
eine functionelle Abnormität in dem Gehirn-Rückenmark hindeuten,
sind allerdings beobachtet worden, etwas Stumpfsinn, Kretinismus
(Schiffner I. und II., Bischoff, Knoblauch, Salomon), rheuma-
tische Schmerzen, indess doch nur in der grossen Minderheit der
Fälle und dann in solcher Weise, dass ein centraler Ursprung der
anatomischen Läsionen der peripherischen Nerven gewiss nicht daraus
abgeleitet werden kann, weil auch hier das Gehirn-Rückenmark ganz
normal war. Bei der Lepra sind ja in einzelnen Fällen Veränderungen
am Rückenmark beobachtet worden, in zuverlässiger Weise bis jetzt
aber auch nur an den Nervenwurzeln und den Gehirn- und Rücken-
markshäuten (Danielssen und Boeck, Bergmann). Denn von dem
bekannten Befunde Steudener's (Höhlenbildungen im Rückenmark
in Folge ausgedehnter colloider Degeneration der grauen Substanz)
dürfen wir absehen, da höchst wahrscheinlich nichts als ein mir wohl
bekanntes Product cadaveröser Erweichung, bei der misslungenen
Chromsäurebehandlung ausgebildet, vorgelegen hat. Ausserdem wird
ja von mehreren Autoren (Kaposi, Landré) der Steudener'sche
Fall überhaupt aus der Klasse der Lepra zurückgewiesen. Bei der
Neurofibromatose, wie bei der Lepra ist der erste Sitz der Krankheit
an der Peripherie. Hoffentlich geben die Thatsachen, welche hier
niedergelegt wurden, der Lehre, dass für die multiplen Fibrome und
Neurome der Anfang der Erkrankung in den Nerven zu suchen ist,
eine breite und feste Unterlage. Die Affection erscheint an vielen
Stellen der Nerven gleichzeitig, ist multipel, ohne dass ein Centrum
für die Multiplicität existirte. Wir dürfen uns ja das peripherische

Nervensystem gleichsam als ein in die übrigen Körpertheile zerstreutes Organ vorstellen, welches gerade wie ein anderes, etwa ein drüsiges, zu einer compacten Masse zusammengefasstes Organ auf Schädlichkeiten, welche ihm zustossen, namentlich auch, wenn diese durch das Blut zugetragen werden, nach seinen verschiedenen Zweigen in gleichem Sinne reagirt. Primäre Neuritis, und zwar multiple, vorzüglich nach Intoxicationen (Blei: Lancereaux, Westphal) ist ja ein Begriff, welcher heutigen Tages auf Grund der speciellen anatomischen Untersuchungen immer grösseren Boden gewinnt (Remak, Leyden). In dem interessanten, in neuester Zeit durch P. Meyer berichteten Falle von einer acuten, letal verlaufenen diphtheritischen Lähmung konnten wir an vielen peripherischen Nerven ausser der starken fettigen Degeneration (parenchymatöse Neuritis) Knötchen, wohl richtiger junge Neurome, nachweisen (siehe Fig. 3 Taf. VII. und Fig. 8 Taf. VIII. in Virchow's Archiv LXXXV.), und Meyer hat durch seine Untersuchung weiterer Diphtheritis-, sowie beliebiger Krankheitsfälle gezeigt, dass dieser Befund nicht bloss ein zufälliger war, sondern zunächst nur der Diphtheritis speciell angehört, dass aber andererseits Veränderungen im Rückenmark höchstens in ganz minimaler Weise vorhanden waren. Können derartige Knoten, welche zunächst nur den Eindruck einer ödematösen oder gallertigen Infiltration des intrafasciculären Bindegewebes (Endoneurium) machten, bei längerem Bestehen faserig werden und Bindegewebe in sich erzeugen, vielleicht auch einmal successiv wachsen? Sollen wir hiernach daran denken, ob nicht die gleiche Erkrankung, die Diphtheritis, oder eine ähnliche, wie Scharlach, Masern, in der Kindheit das Signal zur Entwickluug der Neurofibrome giebt? Zur Beantwortung dieser Fragen im positiven oder negativen Sinne fehlen uns gegenwärtig zuverlässige thatsächliche Beobachtungen aus der Zeit der Kindheit. Die bestimmte Angabe des Patienten meines Falles II., dass seine Hautknoten erst nach einer hitzigen Hautkrankheit, Frieseln genannt, im 5. oder 6. Lebensjahr deutlich geworden und gewachsen seien, klingt doch noch zu unbestimmt, um verwerthet zu werden. Eben so ist die Angabe des Patienten in Heymann's Fall, dass seine Knoten in seiner Kindheit bald nachher, nachdem er die natürlichen Pocken überstanden hatte, gekommen seien, noch problematisch, da ärztlicherseits keine deutlichen Narben aufgefunden werden konnten. Margerin's Patient litt in seiner Kindheit bis zum 15. Jahre stets an Hautfurunkeln und in diese Zeit — 10. Jahr — fällt die

Entstehung des ersten Tumors an der Schläfe, welcher später der imponirendste war, aber subcutan blieb; die in diesem Falle dringend nothwendige anatomische Bestimmung der Natur der mannigfachen Geschwülste fehlt aber leider bis jetzt. In Hebra's und Pick's Fall 1. wird ausdrücklich angegeben, dass die ersten Geschwülste in dem 10. Lebensjahr wahrgenommen wurden, innerhalb einer kurzen Zeit zahlreich auftraten, als das Individuum eine Arsenikintoxication durchmachte. Ein plötzliches, rasches Entstehen und Wachsen dieser Hautfibrome ist aber bis jetzt auch von den Patienten nicht einmal beobachtet worden, so dass vorläufig die Hypothese, welche ihre Entwicklung von einer vorausgegangenen, scharf gezeichneten Krankheit abhängig macht, noch auf Sand gebaut ist und durch jede neue Strömung auf neuropathologischem Gebiet über den Haufen geworfen werden kann. Eben so wenig sind wir aber in der Lage, einer solchen Hypothese jetzt schon das Recht der Existenz zu entziehen.

Auch im Falle ihrer Berechtigung würden wir indess bei der Neurofibromatose nicht aus den Augen verlieren dürfen, dass sie fast ausnahmslos aus der Zeit des ersten Wachsthumes, wenn nicht gar aus der Fötalperiode datirt, dass sie ferner in einzelnen Fällen sich evident erblich erwies und dass die Individuen sehr häufig irgend einen Fehler der Haut, Naevus oder kleinen Tumor mit auf die Welt brachten. Etwas Analoges liegt bei anderen Tumoren, den multipeln Exostosen und den Enchondromen, vor. Für die Entstehung der Enchondrome ist es nun gewiss von Bedeutung, dass durch Virchow das Vorkommen von Knorpelresten mitten im Knochen Erwachsener ohne Tumor, wie bei gleichzeitiger multipler Exostosenbildung nachgewiesen wurde. Man hat in solchen Befunden eine thatsächliche Stütze der Hypothese gesucht (Cohnheim), dass solche überschüssigen, unverbrauchten und an ihrem Ort ungehörigen Keime successiv und zu gewissen Zeiten unmässig wachsen können, um dann den eigenthümlich gebauten Tumor herzustellen. Auch für die multipeln Fibrome wird vielleicht Mancher den rettenden Anker in der Hypothesenflut zu erlangen glauben, wenn ihm Jemand die Auffassung, dass ein Rest fötalen Bindegewebes an der Tumorstelle geblieben sei und die Tumorbildung veranlasse, darbietet. Das Endoneurium mag sogar dem fötalen Bindegewebe, dem Schleimgewebe, näher stehen, wie z. B. das straffe stark faserige Sehnengewebe. Gerade von diesem Gewebe könnte die frohe Botschaft, dass der Geschwulstkeim gefunden sei,

bald ertönen. Wenn nur mit dem Nachweise des embryonalen Gewebes etwas Wesentliches in der Erkenntniss der Genese der Geschwülste gewonnen wäre! Was wir wissen wollen und müssen, ist,
warum das wachsthumsfähige Gewebe in der Geschwulst über alles
Maass hinauswächst, warum das Bindegewebe in den Nerven sich nicht
innerhalb der gezogenen, natürlichen Schranken hält, alle Widerstände
überwindet, während das Wachsthum des Nachbars hübsch die richtigen
Proportionen innehält. Die Wachsthumsfähigkeit ist dafür die Grund-
bedingung, aber sie kann doch auch dem gewöhnlichen Bindegewebe
im ganz fertigen Zustand gewiss nicht · abgesprochen werden, wie ja
jede Elephantiasis cruris oder jede chronische Pleuritis lehrt. Wollen
wir hierfür die Hypothese des verminderten Widerstandes anwenden,
uns im concreten Falle vorstellen, dass die lamellären Scheiden nach-
giebig und deswegen vom wachsenden Endoneurium gedehnt, schliesslich gesprengt worden seien, so ist auch mit der Einführung dieses
X nichts gewonnen. Denn, um es brauchbar zu machen, müsste zunächst dargethan werden, dass überhaupt normales Endoneurium einen
Druck, eine Gewebsspannung auf die lamelläre Scheide ausübt, gleichsam gegen sie ankämpft, wie das Epithel nach Boll's Meinung gegen
das Bindegewebe. Wenn das, wie sehr wahrscheinlich, nicht der Fall
ist, so müsste ein solcher Druck sich pathologisch herstellen; damit
wären wir aber schliesslich wieder bei dem Uebermaass des Wachsthums des Endoneurium als der Hauptsache angekommen und stehen
wieder vor dieser grossen Unbekannten. Für Geschwulstbildungen,
welche wie diese Neurofibrome doch noch bei allem Uebermaass die
früheren Structuren respectiren, welche ihr wachsendes Gewebe in bestimmte Bahnen leiten und das Alte (Schweisskanäle z. B.) bestehen
lassen, welche dadurch plexiform werden, passt die Annahme eines
besonderen, begränzten Geschwulstkeimes noch in anderer Beziehung
nicht. Ein einziger Keim, ein einziger Haufen von Zellen kann es
nicht gut sein, welcher das lückenhafte Gewebe durchwächst. Es
wäre sonderbar, wenn das neue Gewebe von jenem Haufen aus in
alle präformirte Lücken hineingeschoben würde wie eine todte Masse,
etwa eine Injectionsmasse, und doch die dämonische Gewalt des ex-
cessiven Wachsthums in sich bewahrte. Woher bezöge es noch seine
Triebkraft da, wo es aus dem Bereich des Centralherdes weit hinaus gewachsen ist? Man bedarf da vom Standpunkte dieser Keimtheorie
der Annahme multipler, im Gewebe zerstreuter Reste fötalen Gewebes.

Mit dieser Annahme gelangen wir aber unwillkürlich zu der
Frage: können denn nicht die gewöhnlichen Bindegewebskörperchen
diese disseminirten Brutstätten neuen Gewebes sein? oder anders ausgedrückt: sind die Protoplasmakörper, welche im fertigen Bindegewebe
vielleicht Jahre lang ruhig existiren, befähigt, unter gewissen Verhältnissen wiederum wachsthumsfähig zu werden oder — um Stricker's
und Ranvier's Ausdrucksart anzuwenden — auf den embryonalen
Zustand zurückzukehren? Bejahen wir mit Virchow und den zuletzt
genannten Autoren diese Frage, so können wir alsdann die Ursache
der Bildung dieser Fibrome in einer solchen Umstimmung des Gewebes, einer Verleihung der embryonalen Wachsthumsenergie an die
bereits ruhenden, unthätig gewordenen Gewebselemente suchen. Was
haben wir aber mit diesen Definitionen gewonnen? Reste fötalen
wachsthumsfähigen Gewebes, Rückkehr des embryonalen Zustandes
der fertigen Gewebszellen, Umstimmung des Gewebes mit Steigerung
der Wachsthumsenergie, Wegräumung der Widerstände gegen das
Wachsthum seitens der anstossenden Gewebe — all' diese Bezeichnungen enthalten noch keine Erklärung des Warum des Vorganges,
keine wirkliche Theorie, sondern sind nur Formeln, Schlagwörter,
andere Ausdrucksweisen für eine und dieselbe Thatsache, für dieses
unmässige Wachsthum, welches das Dominirende bei den Geschwülsten
ist. Es sind Umschreibungen, welche von der grossen Unbekannten
den Schleier nicht um eines Haares Breite lüpfen.

So lange wir nicht wissen, warum überhaupt etwas Organisches
wächst, so lange wir bei diesen Tumoren die Quellle, woher dem
fötalen Gewebe diese dämonische Gewalt zukommt, nicht bezeichnen
oder aber irgend eine besondere Substanz, ein Ferment für dieses
Wachsthum, unseren Sinnen erfassbar, nicht darstellen können, so
lange ist wohl nichts naturgemässer, als das Bekenntniss, dass wir
nicht wissen, welche Art Einrichtung die zur Neurofibromatose
disponirten Individuen in ihren Scheiden der Nerven, Gefässe u. s. w.
mit auf die Welt bringen.

In der Gestaltung des einzelnen Knoten, wie in der Art der Verbreitung am Körper haben die Neurofibrome eine gewisse Aehnlichkeit
mit den Hautknoten der Lepra; ferner ist die neuritische Verdickung
beiden Krankheiten gemeinsam, die Erblichkeit spielt bei beiden wohl
in dem gleichen Grade eine ursächliche Rolle, und daher taucht,
wenn auch zurückgewiesen, doch immer wieder die Idee auf, dass

beide zusammengehören etwa wie bösartige und gutartige Geschwülste
vom selben Gewebstypus, dass das multiple Molluscum nur eine mo-
dificirte, abgeschwächte Lepra sei. Die Aehnlichkeit ist doch so gross,
dass Verwechslungen beider Krankheiten vorgekommen, multiple Fibrome der Haut und elephantiastische Tumoren als Lepra Arabum,
nicht Graecorum bezeichnet worden sind (C. F. Hecker, Heymann),
vielleicht doch nicht bloss durch einen Lapsus calami, wie Kaposi
(Hebra, Hautkrankheiten, II, 246, Anm.) in Pick's Discussion eines
solchen Falles vermuthete. Bergmann meint zwar, dass anatomisch
immer hinreichend grosse Differenzen in der Structur der Knoten
existiren, in den Lepraknoten namentlich regressive Metamorphosen
als characterisirende Zeichen auftreten, dass ihnen ferner die scharfe
Abgränzung, welche den Hautfibromen gegen das Unterhautgewebe
zukommt, mangelt. Indess auch anatomisch haben beiderlei Knoten
der Haut wichtige Momente gemeinsam, die Bildung unter gerötheten
Flecken und den Sitz in den unteren Schichten der Cutis; fügen wir
noch nach dem früher Besprochenen auch die Möglichkeit, dass die
lepröse Infiltration nach dem Verlaufe der Hautnerven geschieht,
hinzu, so liegt es gewiss nahe, den Grad der Verwandtschaft beider
Processe zu erwägen. Bergmann selbst erzählt, um die Schwierigkeit der differentiellen Diagnose wenigstens in Gegenden, wo die
Lepra heimisch ist, wie in Livland, zu exemplificiren, einen Fall von
richtigen multiplen Fibromen der Haut, welcher mit exquisiter Anästhesie der oberen Körperhälfte, auch der Arme verbunden war, einer
Art der Anästhesie, wie sie gerade der Lepra anaesthetica zukommt.
Da Erblichkeit auch bei der Lepra in bedingtem Grade sicher vorhanden, da andererseits in den Lepraterritorien keineswegs alle unter
denselben Bedingungen mit einander Lebenden betroffen werden, vielmehr eine exquisite Auswahl stattfindet, so müssen wohl die Leprösen
irgend etwas, eine Disposition zur Krankheit in sich, eine Krankheitsanlage in ihren Geweben, wie sie fötal oder während der Kindheit
gewachsen sind, mitbringen, und diese Disposition könnte wohl mit
der Anlage zur multiplen Fibromatose identisch sein, vielleicht ebenfalls irgend eine Einrichtung der Nervenscheiden darstellen, welche
letztere empfindlich und fähig macht, auf Momente, welche von aussen
kommen, Gelegenheitsursachen, in besonderer Weise zu reagiren.
„Aber“ — hier verdienen die Worte Virchow's über die Erblichkeit
des Aussatzes die vollste Berücksichtigung (Die krankhaften Ge-

schwülste, II. 505) — „es erbt nur die Prädisposition, nicht die Krankheit selbst, welche Bidenkap nicht früher als bei zwei 2- und und einem 3jährigen Kinde sah" (Kaposi berichtet einen gleichen Fall), „und welche oft erst mehrere Decennien später auftritt. Man wird daher niemals umhin können, besondere Gelegenheitsursachen aufzusuchen. — — Die grosse geschichtliche Thatsache, dass der Aussatz früher fast überall herrschte, jetzt in dem grössten Theile der gebildeten Nationen fast spurlos erloschen ist, lässt sich ohne die Annahme besonderer Ursachen der Krankheit nicht deuten. Auch kommt man mit der Erblichkeit nicht aus."

Ist die erbliche Fortpflanzung der Lepra mit der Zeit erloschen, indem die bindegewebigen Scheiden in einer besseren Constitution gezüchtet wurden? und stellen die so seltenen Fälle multipler Neurofibromatose etwa noch die letzten Ueberbleibsel der zur Lepra disponirten Geschlechter dar? Mögen diese in's Weite schweifenden Fragen mit Ja oder Nein beantwortet, mag hinsichtlich des vererbten Momentes eine innige Verwandtschaft zwischen Neurofibromatose und echter Lepra hergestellt werden, jedenfalls bleibt zwischen beiden Krankheiten ein genereller Unterschied hinsichtlich der besonderen Gelegenheitsursachen. Als solche können bei der Lepra nicht jene immer sich wiederholenden mechanischen Einwirkungen, welche wir für die Neurofibrome als wirksam betrachten mussten, in's Spiel kommen, aus folgenden Gründen. Erstens ist die Lokalisation der Lepraknoten eine wesentlich andere, als die der Neurofibrome: während letztere am reichlichsten erscheinen an den Körperstellen, die wir mit Kleidern bedecken, bevorzugen jene gerade die unbedeckt getragenen Körpertheile: Hände, Vorderarme, Gesicht, Ohr, Füsse und Beine, vielleicht weil alle diese Theile, nackt getragen, Temperatureinwirkungen am meisten ausgesetzt sind. Zweitens entwickeln sich die multipeln Fibrome, das können wir wenigstens aus dem Gesammtmaterial der bezüglichen Krankengeschichten herauslesen, ganz langsam schon von Jugend auf, während umgekehrt die Lepraaffection ganz vorzugsweise bei Erwachsenen erst beginnt, plötzlicher auftritt und ihre Krankheitsprodukte raschere Metamorphosen durchmachen lässt, daher Gewebe destruirend wirkt, aber auch rückgängig wird und selbst heilen kann. Die Neigung zu destruiren ist das eigenthümlichste Moment, welches der Lepra im schroffen Gegensatz zu der Neurofibromatose zukommt, beide weit von einander trennt, wenn auch in der Krankheitsanlage Verwandtschaft existirt. Mag es sein, dass dieses Moment von einer specifisch wirkenden Substanz, einem parasitären Infectionsstoff herrührt, so wird man über demselben doch die angeborene neuromatöse Anlage auch der Lepra nicht aus den Augen verlieren dürfen.

Umgekehrt sind bei den multipeln Hautfibromen die von aussen kommenden Ursachen nicht zu unterschätzen, kaum hoch genug anzuschlagen; ihnen ist es wohl zuzuschreiben, dass den Fibromen der Haut, welche doch nur von ganz winzigen Knötchen ausgehen, eine so beträchtliche Grösse zukommen kann. Das Angeborene, die Anlage im Nervensystem schafft allein noch nicht diese entstellende Krankheit der Haut; denn eine ganze Reihe von Fällen allgemein multipler Neurome, selbst in grossartigster Entwicklung (Gerhardt's Fall), ist nun schon beobachtet worden, in welchen gar nichts von Fibromen der Haut existirte, welche doch so auffällig sind und daher von den Aerzten wohl in keinem Fall übersehen wurden.

Nicht etwa handelte es sich bei den multipeln Neuromen um eine rein erworbene Krankheit; denn entweder als Erbstücke der Familie bei Brüderpaaren, oder auch „bereits in früher Jugend" (Gerhardt) wurden die subcutan gelegenen Fibroneurome bemerkt. Die angeborene Disposition ist auch in diesen Fällen unverkennbar, es bleibt daher zur Erklärung für das Kommen der Hauttumoren im einen, das Ausbleiben im andern Falle wohl nur eine Differenz in den äusseren Momenten, welche nach der Geburt eingewirkt haben. Vielleicht hat man allerdings in Anschlag zu bringen, dass bei den Hautfibromen ausser den Nervenscheiden auch noch andere Apparate der Haut (Schweissdrüsen z. B.) eine angeborene Labilität besitzen konnten und daraus die grossartige Fibromatose gerade der Haut entsprang. Andererseits liegt bei der reinen Neuromatose die Möglichkeit vor, dass Schädlichkeiten einwirkten, auf welche gerade die grösseren Nervenstämme stärker reagirten wie die ganz kleinen Hautnerven. Ein Drittes wäre, dass die Anlage zur Krankheit überhaupt auf die grösseren Nervenstämme beschränkt blieb. Jedenfalls geben die Thatsachen durchaus kein Recht, die allgemeine multiple Neuromatose, gleichviel, ob sie mit multipeln Hautfibromen verbunden ist oder nicht, von der hier betrachteten Neurofibromatose zu trennen.

Nur als eine Artbildung, als etwas verschiedenartige Localisation desselben Processes, welche von accidentellen Momenten, namentlich

wohl von besonderen Gelegenheitsursachen abhängig ist, kann ich es
ansehen, wenn die Fibromatose in dem einen Falle an die Nervenstämme sich hält, in dem anderen auch Hauttumoren erzeugt oder
wenn letztere sogar die Hauptsache darstellen wie in Fall I. Umgekehrt wurde auch schon in mehreren Fällen, welche klinischerseits
beobachtet und zu der richtigen allgemeinen Neuromatose gerechnet
wurden, kleinere Leiden der Haut, wie Eczem (Genersich), Flecken
und Pigmentirungen (Bruns und Gerhardt), Röthungen (Soyka),
namentlich aber auch Hautfibrome, resp. circumscripte Hautfalten (Salomon) wurden notirt, und wären vielleicht noch zahlreicher bekannt geworden, wenn nicht die meisten Fälle von Neuromen erst auf dem
Sectionstisch erkannt worden wären, wo die Haut nicht gerade immer
von oben bis unten geprüft wird. Ob die Neurofibrome sich wesentlich an den Nervenstämmen etabliren oder ob sie vorzüglich an der
Haut auftreten, oder beides gegeben ist, darin kann ich nur eine rela-
tive Differenz finden, etwa gleich der Verschiedenheit, in welcher die
Arteriitis chronica auftritt, welche ja auch in dem einen Falle auf die
Hauptstämme sich beschränkt, im anderen als Arteriofibrosis capil-
laris fast gänzlich an den kleinen Arterien entwickelt ist, in noch
anderen gleichzeitig die grossen und die kleinen arteriellen Gefässe
verändert. In allen 3 Fällen mag eine und dieselbe Gelegenheits-
ursache wirksam gewesen sein, während andererseits dieselbe Arteriitis kleiner Gefässe wiederum bald von Syphilis, bald von Alcoho-
lismus, bald von anderen Dingen hervorgerufen wird.

Leider wissen wir über die unmittelbaren Ursachen, welche bei
der multipeln Neurombildung der Nervenstämme in Wirksamkeit
treten, bis jetzt gar nichts auszusagen. Fast bei allen Fällen ist die
Krankengeschichte stumm über diesen Punkt, da das Wachsthum oder
Auftreten neuer Neurome nicht beobachtet wurde. Bei den Neuromen
mit localer Multiplicität ist die rasche Entstehung, mindestens die
Vergrösserung namentlich auf äussere mechanische Einwirkungen hin,
in mehreren Fällen evident beobachtet worden. Um dieses zu er-
läutern, möge die Schilderung der Einzelfälle in der Uebersicht
sub d: Aronssohn, Stromeyer, Blasius, Spillmann, Kosinsky
dienen, wobei auch zu notiren ist, dass Aronssohn schon das rasche
Schwinden acuter Neurome constatirt hat. Nur drei Beobachtungen giebt es, welche auch betreffs der allgemeinen multipeln Neurome positiv reden. Erstlich constatirte Nélaton in dem von Houel

beschriebenen Falle, dass 3 Monate nach der Exstirpation zweier Neuromknoten eine Vermehrung der Tumoren namentlich im Verlaufe des
N. medianus eingetreten war, ob in Folge des operativen Eingriffes,
ist wohl nicht zu entscheiden. In dem Falle ferner, welchen Kupferberg mittheilt, sind die Neurome der Hautnervenstämme des rechten
Unterschenkels während der höchst unvollkommenen Heilung einer
Fractur derselben grossartig gewachsen, sogar entstanden — wenn keine
Täuschung mit unterlief. Namentlich hat aber Salomon ein Wachsen
und Schwinden von richtigen subcutanen Neuromen beobachtet, wie
er angiebt, sogar innerhalb weniger Tage, mit besonderer Deutlichkeit
aber innerhalb einer längeren Zeit (4 Monate); die Tumoren waren
schmerzhaft, spontan wie auf Druck, sonst waren nur undeutliche
Erscheinungen vorhanden, kein ausgesprochenes Krankheitsbild, aber
auch sonst war keine Möglichkeit geboten, irgend etwas aus den
Lebensverhältnissen des verdrossenen, theilnahmlosen Kranken zu erfahren, was einen Aufschluss über die Ursache des acuten Ausbruches
der neuen Neurome gegeben hätte. Ob in diesem Falle die gleichzeitig vorhandenen Pigmentflecke der Haut, sowie die subcutanen
plexiformen Tumoren des Rumpfes oder die beiden hypertrophischen
fibromatösen Hautfalten am Oberschenkel Veränderungen innerhalb
der Zeit der beobachteten acuten Steigerung der Neuromatose auch
Fortschritte machten, darüber verlautete bis dahin nichts. Kosinsky
will ebenfalls einen Schwund von Neuromen in einem Falle localer
Multiplicität, und zwar nach Excision eines Nervenstückes constatirt
haben. In analoger, aber wohl noch sicherer beobachteter Weise hat
M. Michel Mollusken der Haut schwinden sehen, eine Beobachtung,
welche noch deswegen von besonderem Interesse ist, weil hinzugefügt
wird, dass die Stelle des Tumors gekennzeichnet blieb, nämlich durch
eine Depression und durch die Unempfindlichkeit für Nadelstiche.

Bewahren die Neurofibrome auch gewöhnlich ihren Character als
gutartige Tumoren, trotz des jahrelang progressiven Wachsthums nichts
zerstörend, als die eingebetteten Nervenfasern, so können sie unter
Umständen doch wirklich bösartig werden. Nicht die colossalen
Tumoren der Elephantiasis mollis sind damit gemeint, sondern grosse
Tumoren, welche aufhörten, die gezogenen Schranken zu respectiren.
und zerstörend in die Nachbarorgane eindrangen, während in ihrem
Innern die bekannten Rückbildungsprocesse der bösartigen Geschwülste

auftraten. In Gluge's Fall von multipeln Mollusken der Haut starb
der Patient an einem grossen (krebsigen?) Beckentumor, welcher
möglicherweise eben so wie das fast mannskopfgrosse Myxosarcom,
welches ich mit Genersich untersuchte (Genersich in Virchow's
Archiv XLIX. 33), im N. ischiadicus entstanden und möglicherweise
von einem einfachen Myxoneurom ausgegangen war. Die Bösartigkeit
in letzterem Falle erwies sich noch dadurch, dass auch metastatische
Knoten in den Lungen vorhanden waren. In dem obigen Falle 1
waren zwei Darmtumoren auch schon sarcomatös geworden und zeigten
im Innern Zerfall und Höhlenbildung. Ganz selten scheint diese Umbildung also nicht zu sein. Diese Beobachtungen erinnern an das
grossartige Sarcom, welches in dem Falle Winiwarter's an ein
plexiformes Fibroneurom sich angeschlossen hatte, so wie besonders
auch an den interessanten, durch den Nachweis der amyelinen Neurome
klassisch gewordenen Fall eines fünfmal recidivirenden Neuroms, von
Virchow untersucht und von Blasius beobachtet. Ebenso lehrreich
sind hierfür die beiden anderen Fälle von Blasius und Volkmann,
wie auch die Beobachtung Barkow's. Welche ursächlichen Momente
für diese totale Veränderung des Characters der Geschwulst in Wirksamkeit treten, das zu entscheiden, muss der Zukunft überlassen
bleiben, indem die spärlichen vorliegenden Thatsachen (Barkow:
Stoss) noch keinen sicheren Anhaltspunkt bieten.

Schlussbemerkung.

Wollen wir jetzt zu dem Gedanken, mit welchem ich diese Be-
trachtungen über die Fibrome einleitete, dass nämlich die bindegewebigen Theile der Haut sich an den pathologischen Neubildungen
nicht in gleicher, sondern in typisch verschiedener Weise betheiligen,
wieder zurückkehren! Da derselbe durch die vorgebrachten Thatsachen
eine Begründung erfahren hat, so darf ich wohl eine kleine tabella-
rische Uebersicht entwerfen, welche diese Prädilection der Processe für die Einrichtungen der Haut veranschaulichen soll. Es halten
sich an:

1) die Bindegewebsscheiden der Nerven, Gefässe und Follikel: das Neurofibrom, die Lepra, die Elephantiasis mollis;

2) die Lymphgefässe: das Lymphangiofibrom, die Elephantiasis lymphangiectodes, das Carcinom;

3) die Saftspalten und Saftkanäle des Hautgerüstes und der Scheiden: die acut entzündlichen Tumoren, die leukämischen Lymphome, der Tuberkel, der Lupus, das Sarcom, das Granulom, die Elephantiasis mollis und dura;

4) die Venen: der Schanker, die Pockenherde, das Erysipelas;

5) die Arterien und Blutcapillaren: chronisch entzündliche Neubildungen mit Verkäsung, gewisse Granulome, das Angiom.

Reihen wir nun noch die den Epithellagern der Haut folgenden Affectionen: die Schwielen, die harten Warzen und die Adenome — ferner die wahrscheinlich durch Neuritis erzeugten: das Neuropapillom, die Ichthyosis congenita, an, so sehen wir damit, dass wir schon fast für alle Hauttumoren die individuellen Richtungen und Bahnen, welche den pathologischen Producten vorgeschrieben sind, definiren können. Ich bin mir wohl bewusst, dass man mit solchen Aufstellungen noch lange nicht die Erklärung der Genese der Neubildungen, die Erkenntniss des vorhandenen Processes gewinnt; indess die Entstehung eines Berges können wir auch nicht erklären, wenn wir nicht vorher seine Zusammensetzung kennen lernen, nicht wissen, welche verschiedenen Schichten ihn aufbauen, wie und wohin sie streichen. Wissen wir, wohin die pathologischen Producte gehen, so finden wir auch, ihren Wegen folgend, die Stellen, von wo sie kommen, ihre Quelle.

Uebersicht der Fälle von multipeln Fibromen und Neuromen.

a. Multiple Fibrome der Haut.

1. Tilesius. 1793. Ein 50jähriger Mann, dessen Eltern und Brüder keinerlei Hautveränderungen besassen, trug zahlreiche warzenähnliche, bisweilen eiförmige oder durch Druck (an den Füssen) abgeplattete Tumoren der Haut von Erbsen- bis Taubeneigrösse. Ein grösserer (nach der Abbildung zu schätzen etwa 6 Zoll langer) Tumor lagerte auf dem Epigastrium, vom Schwertfortsatz bis zur Nabelhöhe herabhängend, wie ein Beutel. Die Zahl der Tumoren war am grössten am Hals und Rumpf, viel geringer an den Extremitäten und dem Gesicht (Augenlider), an den Schenkeln waren dagegen zahlreiche braune Flecke ohne Erhebung. Schon bei der Geburt wurden Excrescenzen an der Haut wahrgenommen, sicher war der epigastrische Tumor in der Kindheit nur daumengross und wuchs dann stärker wie die übrigen wohl in Folge der täglichen Beschäftigung als Korduanarbeiter. Auf einigen der grösseren Tumoren war eine centrale Oeffnung, aus welcher comedonenartige Massen hervorzudrücken waren. Im Allgemeinen war die bedeckende Haut geröthet, an einigen dagegen gelb oder röthlich braun. Jeden Monat treten regelmässig Congestionen in den Tumoren auf, die grösseren fangen, besonders der epigastrische, an zu jucken oder werden auch bei leisester Berührung schmerzhaft, excoriiren durch Kratzen und entleeren eine fötide bald coagulirende Flüssigkeit. Witterungswechsel beeinflusst diese Congestionen.

2. Craigie. 1819. Ein 40jähriger Weber tritt in das Spital wegen zweier taubeneigrosser Tumoren in dem rechten oberen und unteren Augenlid, kleinere finden sich im Gesicht, am unteren Rande des Haarwuchses hinter den Ohren, am zahlreichsten an der Vorder- und Hinterseite des Rumpfes, am Gesäss und Oberschenkel. Arme nur spärlich besetzt, Unterschenkel frei; schmerzlos, erbsen- bis wickengross; die meisten sind rund, ein Theil gestielt, einige auch gelappt

und aussen mit der Haut in Zusammenhang. Nach dem Zeugniss der Mutter ist der Tumor des oberen Augenlids angeboren und war im 14. Lebensjahr erbsengross; erst mit der Pubertät traten an anderen Stellen Tumoren auf, so auch die Geschwulst im unteren Augenlid.

3. Hesselbach. 1824. Ein 39jähriger Tüncher hatte die ganze Hautoberfläche vom behaarten Kopf bis zu den Unterschenkeln mit einer grossen Menge unregelmässig vertheilter, aus fester Speckmasse bestehender, verschiebbarer, schmerzloser Geschwülste von der Grösse einer Haselnuss bis zu der einer Weiberbrust von 6—8 Zoll Durchmesser besäet — bereits seit seiner Geburt, und vom Vater, der an demselben Uebel litt, geerbt. Bei der Autopsie fand man, ausser multiplen Neuromen an fast allen peripherischen Nerven bis in den Wirbelkanal (siehe unten c. 2) „die oben bemerkten Geschwülste aus einer festen Speckmasse bestehend, im Zellgewebe liegen. An der linken Hüfte und am linken Handgelenke waren die grössten und wie eine schlappe Weiberbrust anzufühlen; auch waren sie nicht so fest wie die kleinen und bestanden aus Fett mit Zellgewebe.“

4. Gluge, 1841, untersuchte bei einem 34jährigen Manne, welcher in Folge eines kindskopfgrossen (krebsigen?) Beckentumors gestorben war, die zahllosen über die ganze äussere Haut verbreiteten „weichen Geschwülste (Molluscum) grösstentheils weisslicher, bisweilen aber auch röthlicher Farbe von Hirsekorn- bis Taubeneigrösse.“ Die Geschwülste wurzelten in der Cutis; wenn sie klein waren, so lagen sie in der oberflächlichen Schicht derselben, jedoch so, dass die Epidermis intact darüber fort ging und sich leicht ablösen liess; waren sie grösser, so reichten sie bis in das Fettgewebe hinunter, waren aber dann „nach allen Seiten von einer dünnen Schicht unverletzter Cutis umschlossen.“ Zusammensetzung der Grundmasse der Geschwülste aus einer weisslichen Masse und zwar normalen Zellgewebsfasern, welche isolirt liegen, aber sich durchkreuzen; die röthlichen Geschwülste enthalten zahlreichere Capillargefässe als die übrigen.

5. A. Kraemer. 1847. Ein 15jähriger Knabe trug multiple birnen- oder feigenförmige, hanfkorn- bis erbsengrosse Hautauswüchse in der Regio pubis, der äusseren Haut des Penis und an den oberen seitlichen Theilen des Scrotum, bedeckt mit glänzender, vollkommen glatter Haut ohne jede Oeffnung (Molluscum simplex pendulum); nach der Exstirpation wurden die Geschwülste glanzlos, graugelb und boten, mit der Lupe betrachtet, Unebenheiten wie Sulci und Gyri des Gehirns dar, sie bestanden aus Bindegewebe und führten nach aussen eine structurlose hellere Schicht. Die Haut des Penis, besonders das Praeputium, war stark verdickt.

6. **Virchow. I. 1847.** Ein junger Mann trug über dem ganzen Körper verbreitet in grosser Anzahl stecknadelknopf- bis taubeneigrosse Geschwülste, welche als lockere Fibroide bei der mikroskopischen Untersuchung sich darstellten, von den tieferen Hautschichten ausgingen und sich nach Art der Uterusfibroide ausschälen liessen. Der Kranke erzählte, dass sich ähnliche Geschwülste bei seinem Grossvater, Vater und Geschwistern fänden.

7. **v. Bärensprung, 1848,** sah eine grosse Menge von Fibroiden über die ganze Haut verbreitet.

8. **Lionel Beale. 1855.** Ein 60jähriger Mann hatte schon in seinem 23. Lebensjahr an verschiedenen Stellen der Haut kleine Klumpen bemerkt, wie kleine Schrotkörner, welche mit der Zeit an Grösse und Zahl gewachsen waren, ohne Schmerzen zu verursachen. Hohlhand und Fusssohlen waren frei. Am linken Arm fand sich ein orangegrosser Tumor, er wie einige kleinere, durch Bowman exstirpirte, wurden durch Beale untersucht und als fibröse Tumoren bestimmt, welche von den Haarfollikeln ausgegangen sein sollen.

9. **Lebert. 1857. I.** Ein 70jähriger Mann kam 1836 in dem Hôpital Necker wegen einer Schulterluxation in die Beobachtung, und man konstatirte eine nussgrosse Geschwulst am rechten Oberschenkel, welche schon seit 30 Jahren bestanden haben sollte; dieselbe war bei einer zweiten Beobachtung noch im Laufe des Jahres 1836 bis zur Grösse eines Gänseeies gewachsen, ferner waren aber noch andere, und zwar unzählbare Tumoren von Linsen- bis Nussgrösse aufgetreten, am zahlreichsten am Rumpf, besonders dem Rücken, aber auch am Kopf, sowohl an der Stirn, wie an der behaarten Kopfhaut, an den Extremitäten spärlicher, durchaus ohne alle Beschwerden. Nur der erste Tumor genirte beim Gehen, wurde daher durch Lenoir exstirpirt und gelangte zur Untersuchung, welche ergab, dass er aus fibroplastischen Elementen und gekreuzten Fasern innerhalb einer halb durchsichtigen Masse bestand, aus welcher spontan coagulirender Saft sich entleerte.

II. Ein Knecht im 47. Lebensjahre trug zahlreiche Tumoren auf dem Oberarm, Gesicht, Hals und dem Rumpf, auf der Rückseite reichlicher wie auf der Vorderseite, während die Extremitäten im Uebrigen arm daran waren. Ein lappiger faustgrosser Tumor unter der rechten Parotis schob sich nach hinten gegen den Nacken und unter den Kopfnicker sogar mit Verdrängung der Carotis externa. Angeblich waren 15—20 Tumoren an der Vorderseite des Thorax erst vor 2 Jahren wahrgenommen, der Halstumor hatte in jener Zeit Nussgrösse. Rasches Wachsthum mit Schwankungen. Die Untersuchung

des durch Dr. Ernst exstirpirten Tumors ergab die Structur des
weichen saftreichen Fibroms. Zwei Jahre später gutes Befinden.

10. Michel, 1857, sah I. bei einem Gefangenen den ganzen
Körper mit erbsen- bis taubeneigrossen Tumoren bedeckt, welche in
dem subcutanen Zellgewebe wurzelten und mikroscopisch fibröser Tex-
tur, mit kleinen spindelförmigen Zellen versehen waren; II. bei einer
Frau ganz ähnliche multiple Geschwülste namentlich auf dem rechten
Schenkel, eine solche Geschwulst mit gleicher fibröser Textur und der
Grösse eines Fötuskopfes.

11. Verneuil, 1858, brachte in der Société anatomique einen
Fall zur Discussion, in welchem sich an der Haut Geschwülste in
unzähliger Quantität von Stecknadelkopf- bis Nussgrösse recht in der
Dicke der Cutis, zum Theil sogar unter derselben, so dass sie nur
durchzufühlen waren, vorfanden. Bald arm, bald reich an Gefässen
schickten sie in wechselnder Zahl (1—4) Fortsätze in die Cutis, Spuren
von Talg- und Schweissdrüsen in ihnen, Nerven aber deutlich, mit
Stämmchen von 25—30 Fasern sogar, aufzufinden. „Der Rest des
Gewebes hat keine gut bestimmbaren Eigenschaften“, einige Kerne,
analog denen des fibro-plastischen Gewebes sind zu sehen, dann aber
— ganz absonderlich — „Muskelfasern, theils gestreift und breit,
den Herzfasern ähnlich, aber nicht den Fasern der grossen Körper-
muskeln, theils glatt und den organischen Muskelfasern ähnlich.
Diese Fasern finden sich in allen Tumoren ohne Ausnahme.“ Makroskopisch hatten sie „ein fibro-plastisches Aussehen und erinnerten am
meisten an gewisse Neurome.“ Lipome konnten es nicht sein wegen
der geringen Grösse. Ob Syphilis? Keine Anhaltspunkte. Sie fanden
sich nur an der äusseren Haut, wenigstens constatirte Barth keine
ähnlichen an den Eingeweiden.

12. C. F. Hecker, 1858. Die 32jährige Rosine Geng, mit
etwa 60 kleineren und grösseren Hautgeschwülsten behaftet, besitzt
mehrere Anverwandte, bei welchen analoge Hauttumoren ärztlicherseits
constatirt wurden, namentlich hatte ihr Grossvater mütterlicherseits
zahlreiche bis faustgrosse Geschwülste und Warzen auf dem Rumpfe,
sein Bruder einen colossalen Tumor auf dem Rücken, und ein
Bruder von ihr soll von Geschwülsten nicht frei gewesen sein. (Hinsichtlich ihrer Tochter siehe Fall Czerny.) Schon in ihrem 14ten
Lebensjahr waren an ihrem Körper Geschwülste von Apfelgrösse vorhanden. Zur Behandlung präsentirte sie im Nacken einen grösseren,
beweglichen Tumor, namentlich aber eine colossale Geschwulst am
Rücken und Gesäss, 2′ 2″ lang 3′ 4″ Umfang, mit einem nach der
Exstirpation zu 31 Pfund bestimmten Gewicht. Darin befanden sich

cystische Höhlen, aus welchen Flüssigkeit aussickerte, die bedeckende Haut war braun pigmentirt. Von Zeit zu Zeit, meist alle 4—5 Wochen. traten fieberhafte Erscheinungen, Mattigkeit, Appetitmangel. Erbrechen, Herzklopfen, Athemnoth u. s. w. auf und dauerten 4—6 Tage. Der Tumor schwoll an, wurde erysipelatös geröthet, liess erbsengrosse Cysten erkennen und aus den Rissen und Spalten an seiner Oberfläche sickerte eine widerlich riechende, hellgelbe, beim Stehen etwas gerinnende Flüssigkeit, in 24 Stunden nicht selten 4—5 Schoppen. Tod bald nach der Operation.

13. Förster, 1858. An der Leiche eines Tuberculösen fanden sich wohl 50—60 hirsekorn- bis taubeneigrosse Tumoren, am zahlreichsten an der Brust- und Bauchhaut, während der Rücken frei war; ihr Hauptbestandtheil war Bindegewebe. Daneben ein Myom im Scrotum.

14. Heymann, 1859, berichtet über einen von Schmidt beobachteten etwa 45jährigen Javaner (Eingeborenen), welcher multiple erbsen- bis hühnereigrosse, rundliche, namentlich auch langgestielte Tumoren, mehrere in Walzenform bis zu 3 Zoll lang, über den ganzen Körper zerstreut, darbot und angab, dass sie seit der Pockenkrankheit in der Kindheit entstanden seien (keine Pockennarben); das Gesicht, die Umgebung der Ohren, namentlich aber der Stamm waren reichlich damit besetzt; ganz besonders dicht gedrängt sassen taubeneigrosse Tumoren auf dem Rücken der Art, dass zwischen ihnen fast kein Zwischenraum vorhanden war, ferner am Bauch in zwei gürtelförmig verlaufenden Reihen angeordnet, die obere das Epigastrium, die untere den Nabel passirend. (Von Heymann wird dieser Fall als Lepra tuberculosa bezeichnet, von Virchow dagegen gewiss mit Recht als Fibroma molluscum gedeutet.)

15. Sangalli. 1860. I. An der Haut des Leichnams einer alten Frau waren zahlreiche weiche, compressible, wie die Brustwarze aussehende Tumoren, hauptsächlich an der Vorderseite des linken Beins, am Arm und Gesicht. Sie waren zum Theil breit aufsitzend. zum Theil gestielt, zum Theil auch ähnlich grossen Hautfalten mit breiter Basis. Das linke Auge war durch eine solche Falte von 3 Ctm. Länge verdeckt, welche dem Anscheine nach von der Augenbraue ausgegangen war. An dem linken Unterschenkel waren noch 2 grössere, dem Periost adhärente, gelappte und platte Tumoren vorhanden von homogener Beschaffenheit, ähnlich einer steifen Gallerte. Letztere bestanden aus embryonalem Bindegewebe, die übrigen aus einem ganz feinfaserigen Bindegewebe mit Kreuzung der Fasern und eingeflochtenen Blutgefässen. Langsames Wachsthum seit der Jugend.

11. Zahlreiche kleine braune Flecke und zahlreiche weiche kleine Tumoren von Hanfkorn- bis Nussgrösse, aus weissem, durchsichtigem Gewebe von der mikroskopischen Beschaffenheit des Bindegewebes; in einem dieser Tumoren fand sich eine mit Talg gefüllte Höhle. Im Bau ähnliche kleine, abgeplattete Geschwülste waren über die äussere Oberfläche des Magens zerstreut.

16. Virchow. 1863. Bei einer 47jährigen Frau (Abbildung als Titelkupfer der Geschwulstlehre) waren multiple bis wallnussgrosse Tumoren über den ganzen Körper zerstreut, am reichlichsten am Sternum; ferner reichte eine kolossale Geschwulst von $32\frac{1}{2}$ Pfund Gewicht von der linken seitlichen unteren Rippengegend über die Hüfte bis zur Kniehöhe herab, welche vor 9 Jahren kindskopfgross gewesen war, die übrigen Tumoren bestanden schon seit Jahren und waren nur langsam, ohne Beschwerden zu verursachen, gewachsen. Der grosse Tumor, von Dr. Heylandt entfernt, wurde nebst einigen kleineren von Virchow, auf Grund seiner eigenen Untersuchung, als der Typus des Fibroma molluscum hingestellt.

17. A. Hitchcock (1862) constatirte 3 Fälle von multipeln Fibromen in derselben Familie. 1. Elis. Clark, 81 J. alt, trug mehrere Hunderte, am reichlichsten an Gesicht, Nacken, Thorax und den Armen, beobachtet seit ihrem 30. Lebensjahr und langsam gewachsen ohne Schmerzen. Von ihren 7 Kindern blieben 2 am Leben, und zwar:

II. Elis. Clark, 54 J. alt; schon in ihrem 10. Jahre ein hühnereigrosser Tumor, welcher entfernt wurde, auch ein zweiter in der Oberlippe wurde durch Bigelow exstirpirt, ohne zu recidiviren, aber es schien, als ob die Tumoren am übrigen Körper hierauf an Zahl wuchsen.

III. Samuel Clark, 46 J. alt; vor 22 oder 23 Jahren erschien ein beweglicher Tumor am rechten Arm über dem Condylus intern. des Humerus, anfangs langsam und schmerzlos gewachsen, später schneller und dabei so schmerzhaft, dass Cl. arbeitsunfähig wurde. Der jetzt $6\frac{1}{2}''$ lange und $3\frac{1}{2}''$ breite Tumor wurde exstirpirt, hatte seinen Sitz im Ulnarnerven und zeigte die Structur einer fibroplastischen Geschwulst. 2 Jahre später fand sich ein Recidiv am oberen Ende der Operationsnarbe, ausserdem ein fast harter Strang in der Achsel, welcher bei Druck schmerzhaft und mit gerötheter Haut bedeckt war, Haut des Vorderarms kühl. Weiter constatirte man eine grössere Zahl von Tumoren in der Haut, und zwar die kleinsten als Papeln, die grösseren gestielt, an der Oberfläche gerunzelt, schlaff und weich, am reichlichsten auf dem Rücken, spärlich an der Vorderseite des Rumpfes, bis zu Erbsengrösse auch an der Stirn; ähnliche lagen im subcutanen Zellgewebe des Armes. Bigelow führte die Amputation des Armes am Schultergelenk aus. Der recidivirte Tumor, 8" lang, lag zwischen den Oberarmmuskeln im Ulnarnerven, ohne mit dem seitlich gelegenen N. perforans und Radialis zu adhäriren; er hatte ein „encephaloides" Aussehen und bestand aus fibrösem Gewebe mit länglichen Kernen. Nach 3½ Monaten war der Stumpf noch nicht vernarbt, aber eine harte Stelle in der Wunde wuchs, wurde härter, ulcerirte und fing an zu bluten. Tod 8 Monate nach der letzten Operation. Keine Autopsie.

18. Hebra und Pick. 1864. I. Ein 58jähriger Tagelöhner mit brauner Hautfarbe hat in ziemlich gleichmässiger Vertheilung weiche Fibrome am Gesicht, behaarten Kopf, Brust, Bauch und Rücken zu beiden Seiten der Wirbelsäule, nur wenige an den Extremitäten; die Grösse derselben variirt von der einer Erbse bis zu der einer Faust, im Mittel waren sie wallnussgross. Die Haut ist über den kleineren zu verschieben, an den grösseren adhärent, dunkler pigmentirt, sonst normal; nur ein apfelgrosser Tumor an der linken Hinterbacke ist an der Spitze in der Ausdehnung eines Thalers ulcerirt. Die grösseren Geschwülste sind aus mehreren kugeligen Knoten zusammengesetzt oder gelappt. Erste Wahrnehmung der Geschwülste im 10. Lebensjahr als stecknadelknopfgrosse Erhabenheiten zu einer Zeit, wo das Individuum eine Arsenikvergiftung durchmachte. Eltern und Geschwister sind frei.

II. Ein 47jähriger Tagelöhner, einem Lappländer ähnlich, ist mit erbsen- bis haselnussgrossen Tumoren der Haut behaftet, besonders am Rücken, weniger an Armen und Beinen. Während eines Bronchial- und Darmcatarrhs collabiren die Geschwülste, eine Pleuritis bringt schliesslich den Tod. Bei der Autopsie findet sich in den inneren Organen nirgends eine Spur von Bindegewebshyperplasie; die Tumoren, mehr oder weniger gelappt, bestehen im Innern aus einem embryonalen, in der Rindenschicht aus circulär angeordnetem, faserigem Bindegewebe, sind weissgelblicher oder gelbröthlicher Farbe, geräuchertem Speck nicht unähnlich; am Kopf schliessen sie Trümmer von Haarbälgen und Talgdrüsen ein (Kahlheit). Die bedeckende Lederhaut ist grösstentheils verzogen und verdrängt, so dass das Tumorgewebe an das Rete Malpighi anstösst, nach Trennung der Cutis kann jeder Tumor leicht aus seinem Bett herausgehoben werden. Ein Bruder des Individuums trägt am Rücken gegen 20 erbsen- bis haselnussgrosse Geschwülste. Drei andere Geschwister und die Eltern sind intact.

19. Rokitansky (1864) theilt bei der Discussion über die Hebra'schen Fälle mit, dass sich in der Wiener pathologischen Sammlung 2 analoge Fälle von multipeln Fibromen aufbewahrt finden.

20. Cusco. 1865. Eine 38jährige Frau hatte gegen 40 Mollusken auf dem Körper zerstreut und einen enormen Tumor auf dem Gesäss, 60 Ctm. lang, bis zur Höhe des Strumpfbandes reichend, die denselben bedeckende Haut war chagrinirt oder ähnlich einer pockenartigen Gesichtshaut, dunkel gefärbt und nicht abzuheben. Die exstirpirte Geschwulst, 15 bis 16 Pfund schwer, bestand aus einem speckigen Gewebe fibröser Textur, die Hautdrüsen waren vergrössert (die hierfür angegebenen Masse sind nicht beweisend).

21. J. Margerin. 1867. Ein 62jähriger Mann litt bis zu seinem 15. Lebensjahr beständig an Furunkeln, im 10. Jahre trat ein Tumor in der Schläfegegend, im 15. Jahre ein zweiter im oberen Augenlid auf, darauf folgten noch viele andere, so dass im 40. Jahre sie bereits multipel zu nennen waren. Sie fanden sich neben Warzen und hypertrophirten Talg- und Haarfollikeln im Gesicht, Nacken, Rumpf, rechten Arm bis zu Erbsengrösse, in Gestalt von weichen Polypen, ausserdem noch subcutane Tumoren mit fibrösen Kernen, ein solcher subcutaner beweglicher Tumor am Radialrande des Arms hatte Nussgrösse und lappige Form (Lipom? Neurom?); während all' diese Tumoren stets schmerzlos waren, sass an der 9. Rippe ein schmerzhafter Knoten. Der Haupttumor fand sich aber an dem Vorderkopf hauptsächlich links als eine lappige Masse, welche in drei grösseren Abtheilungen (Groupe temporale, G. fronto-malaire, G. frontale droite) zu zerlegen war. Zu einer genaueren anatomischen Untersuchung dieser Tumoren war keine Gelegenheit gegeben, da keiner derselben exstirpirt wurde. (Der Beweis, dass unter den erwähnten Tumoren Neurome gegeben waren, ist von M., wie auch Verneuil hervorhebt, nicht erbracht worden.)

22. Bergmann. 1869. 53jähriger Arbeiter, welcher eine Anästhesie der oberen Körperhälfte, ganz gleich der leprösen Anästhesie, darbot, auch an schiessenden Gliederschmerzen und grosser Kraftlosigkeit litt, präsentirte am Hals und Nacken weiche bräunliche Warzen, dann aber hier kleinere, am Bauch, Rücken und den Armen etwas grössere bis wallnussgrosse Knoten, mit verschiebbarer unverfärbter Haut bedeckt. Der grösste, hühnereigross, liegt über dem Proc. xiphoideus und ist lappig, ein mehr als faustgrosser auf der Spina tibiae sin. Nahezu die Hälfte dieser Tumoren geht von den untersten Schichten der Cutis oder selbst dem Unterhautzellgewebe aus. Die kleineren Knoten sind gleichmässig weich elastisch, die grösseren

sind noch weicher, deutlich gelappt und scharf begränzt. Die mikroscopische Untersuchung zweier unbeweglich in der Haut der Brust sitzenden Knoten, welche durch eine darstellbare Kapsel von dem umliegenden Cutisgewebe geschieden wurden, ergab ein lockiges, nicht durch Zellenreichthum irgendwie ausgezeichnetes Bindegewebe.

23. A. Bryk. 1869. I. Bei einem 22jährigen Schneider multiple Fibrome auf dem ganzen Körper, am reichlichsten am Stamme. Auf der Vorderfläche der rechten Thoraxhälfte hängt wie ein platter Beutel eine Geschwulst 35 Ctm. lang von der 3. Rippe bis zur Nabelhöhe herab, am unteren Theile gegen 20 Ctm. dick; sie ist an ihrer Oberfläche noch mit secundären Knoten, die kirschen- und apfelgross sind, besetzt, auf letzteren ist die bedeckende Haut blassröthlich, zwischen ihnen schmutzig braun, runzelig und wie mit Narbenstreifen besetzt; kleienartige Abschuppung, reichliche Venennetze. Der Tumor ist so beweglich, dass er über die Schulter geschlagen werden kann. Exstirpirt wiegt er $3\frac{1}{2}$ Pfund und zeigt sowohl in der peripherischen weicheren Schicht als in dem Kern noch selbstständige, im Mittel kirschengrosse Fibrome eingelagert. Von den übrigen Tumoren war nur derjenige der Stirn apfelgross, am Rücken, wo die Geschwülste am dichtesten gesät waren, erreichten sie Wallnussgrösse; sämmtlich trugen eine glatte Haut, die heller gefärbt war als die übrige schmutzig braune Haut; an der rechten Schulter ein Naevus pilosus. Im vierten Lebensjahr nahm die Mutter zum ersten Male an dem Kinde, welches bis dahin ganz gesund war, aber abmagerte, einen weichen und schmerzhaften Tumor an der rechten Brustseite und gleichzeitig einen kleinen Höcker auf der Stirn wahr; alsbald kamen noch zahlreiche, ähnlich beschaffene Geschwülste am übrigen Körper zum Vorschein, jedoch wuchs nur die Brustgeschwulst unverhältnissmässig stark, und zwar indem öfter flüchtige Stiche und Hitze in derselben eintraten und sich gleichzeitig Abgeschlagenheit, Herzklopfen, Schwerathmigkeit und Appetitlosigkeit einstellte. Die Sternalportion des M. pectoralis major fehlte und die 3. und 4. Rippe sind defect bis auf Stümpfe ihrer Knorpel, die entsprechende Partie des Thorax ist eingesunken und das rechte Schlüsselbein tiefer gestellt wie das linke.

II. 70jähriger Landmann. Am ganzen Körper mit Ausnahme der unteren Extremitäten wurden flache oder erhabene, linsen- bis kirschengrosse Tumoren, am Nacken ein fast pflaumengrosser Tumor constatirt, zwei symmetrische Knoten an den Nasobialfalten, von welchen der rechte krebsig wurde und eben so wie sein nicht ulcerirter Genosse mit Zellensträngen, die aus dem Rete Malpighi, den Balgdrüsen und Haarfollikeln hervorgegangen, durchsetzt war. Von den übrigen

Knoten, welche nicht exstirpirt wurden und daher anatomisch nicht untersucht wurden, erschienen die des Gesichts und Halses als Warzen, die am übrigen Körper mit glatter Oberfläche als Fibrome.

24. Izzet W. Anderson. 1867. 45jähriger Neger, hat ganz gesunde grosse Familie, die Haut besonders des Rückens ist dicht besät mit Tumoren (ganz ähnlich unserm Falle I., nach der Abbildung zu urtheilen) von Erbsen- bis Taubeneigrösse, leicht beweglich über den tieferen Theilen oder der Haut, welche wie Guttapercha aussieht, fest adhärent. Das Scrotum elephantiastisch vergrössert, eben so die Haut des Penis und zwar letztere seit 9 Monaten. Von Interesse ist die Angabe des Patienten, dass jeder kleine Schnitt oder Riss fast mit Sicherheit die Entwicklung eines Tumors in der Narbe innerhalb kurzer Zeit zur Folge hatte, so oberhalb der linken Leiste ein Sägeschnitt.

25. E. Wilson. 1869. Bei einem 42jährigen Mann sitzen im Gesicht, Nacken und Stamm, auch am Handrücken über 50 Tumoren von Erbsen- bis Haselnussgrösse, einige schon seit 25 Jahren bemerkt und gewachsen seit einem Falle von einem Omnibus, welcher eine Rückgratserschütterung zur Folge hatte; viele sind um „eine Pore" gewachsen. Zusammensetzung aus weissem fibriösen, bisweilen auch fibroareolärem Gewebe.

26. A. Lücke. 1869. 25jähriges Mädchen mit multipeln Fibromen besonders am Rücken, wesentlich aus einer Hyperplasie des Unterhautgewebes bestehend.

27. C. Hilton-Fagge. 1870. 40jährige Frau. Zahlreiche, oft gestielte, kleine, aber auch wallnussgrosse Tumoren am Stamme des Körpers und auch an den Gliedern, Handteller und Fusssohle frei, durch Vergrösserung der Wände der Haarfollikel und Balgdrüsen gebildet.

28. Billroth. 1872. Ein 53jähriger Mann liess sich schon vor 30 Jahren eine ½ Pfund schwere Geschwulst am Kinn exstirpiren, mit welcher sich gleichzeitig zahllose weiche Tumoren auf seiner Haut entwickelten, hauptsächlich am Stamm, aber auch im Gesicht und an den Armen; während die meisten nur Linsen- bis Erbsengrösse erreichten, wuchs von der oberen Sternalgegend aus successiv ein grösserer Tumor in Gestalt eines langen Sackes mit mehreren Lappen über 30 Ctm. lang, welcher mit günstigem Resultat abgetragen wurde.

29. M. Octerlony, 1875. Gegen 60 Jahr alte Negerin (Köchin) sehr kräftiger Constitution, stets gesund, zweimal verheirathet, hatte 11 gesunde Kinder, nur das jüngste, zur Zeit der Beobachtung 22 Jahr alte, zeigte multiple Hauttumoren, aber weniger zahlreich wie die

Mutter. Letztere hatte zuerst im 11. Lebensjahr einen Tumor hinten auf der linken Schulter bemerkt, welcher später einer der grössten wurde. In der Mitte des Rückens und in dem Epigastrium sassen die Tumoren dicht bei einander, bildeten seitlich am Bauch jederseits gürtelförmig eine Reihe (laut Abbildung wie in userm Fall I.), waren am Oberschenkel und Oberarm reichlicher, wie am Unterschenkel und Vorderarm und fehlten in der Vola und Planta, nur in der R. Vola nahe dem Handgelenk ein einziger. Von der linken grossen Schamlippe hing ein Tumor in der Form des Penis herab. Folgende Zahlen dienen zur Uebersicht: Am Gesicht und Ohr 55, Vorderseite des Halses 30, Brust 300, Abdomen 348, rechte obere Extremität 35, rechte untere 118, Rücken 1059 etc., ganze Summe = 2033. Die mikroskopische Untersuchung ergab eine Zusammensetzung aus Bindegewebe mit Zellen und eine Vergrösserung der Talgdrüsen, zum Theil auch eine Atrophie. Autopsie nicht gemacht, als die Patientin mit 64 Jahren starb.

30. M. Michel, 1875. Ein 28jähriger, sonst gesunder Seemann hatte den Körper mit etwa 40 rundlichen, fibroiden Geschwülsten, deren Hautüberzug anfangs normal war, später dunkelbraun wurde, bisweilen ulcerirte und desquamirte, bedeckt, sie waren meistens sessil, bisweilen gestielt und hängend, ja sogar in die Länge gezogen und zugespitzt „wie ein Mäuseschwanz". Einer derselben wurde „fungös". Wenn die Tumoren verschwanden, so wurde ihr früherer Sitz noch durch eine Depression der Haut bezeichnet, welche gegen Nadelstiche gefühllos war. Dieses Verschwinden erklärt M. durch eine schleunige Degeneration der plastischen, rasch entwickelten Producte, das Fortbestehen der grösseren Geschwülste dagegen dadurch, dass das Tumorgewebe langsamer sich entwickelte, mit Anpassung seiner Umgebung und zwar sowohl der Nerven wie der Gefässe, welche eine übermässige Ernährung zur Folge hätte. — John Bell's Principles of Surgery sollen „the most wonderful instance in the world" von Dermatolyse oder Cutis pendula, welche Affection mit den Fibromen und der Pachydermie in innigen Connex gebracht wird, enthalten. (Nach einem Referat in den New-York Archives of Dermatology.)

31. E. Wigglesworth, 1876. Ein 45jähriger Mann, welcher öfter an Rheumatismus litt, bemerkte in seinem 31. Lebensjahr zur Zeit, als er Soldat war, einen erbsengrossen Tumor, und in den folgenden Tagen mehrere an der Brust und im Nacken; innerhalb $3\frac{1}{2}$ Jahren wuchsen sie, am reichlichsten am oberen Theil des Rumpfes, unter unbedeutenden subjectiven Wahrnehmungen. Genitalien,

Hohlhand und Fusssohle blieben frei. An Brust und Bauch 425, Nacken 51, Stirn 21, behaarte Kopfhaut 19, Rücken 385, rechter Arm 31, linker Arm 56, rechter Schenkel 57, linker Schenkel 97 (also links mehr wie rechts) ganze Summe = 1193. Nachdem ein kleiner Tumor ecrasirt wurde, war er am folgenden Tag so gross wie vorher zurückgekehrt. Die Oeffnung der Talgdrüsen fand sich vergrössert, fibrilläres Bindegewebe baute die Tumoren auf und bildete ein Netzwerk, in dessen Maschen junges, zellenreiches Bindegewebe lag, auch die Wände der Schweisskanäle waren von Zellenneubildung umgeben; das Tumorgewebe war entstanden als eine Hypertrophie des subcutanen Gewebes, welche die Cutis vortrieb.

32. Atkinson, 1875. (Mir gegenwärtig nicht zugänglich.)

33. R. Volkmann, 1875. 49jähriges Weib. Etwa 100 weiche Geschwülste vertheilen sich über die Haut des Körpers, am reichlichsten an Brust und Rücken, in geringer Zahl an den Extremitäten, datiren seit der frühesten Jugend und haben die Grösse einer Erbse bis einer Bohne erreicht. Nur über dem rechten Ohr war eine grössere Geschwulst · gewachsen, welche zu wiederholten operativen Eingriffen die Veranlassung gab. Schon im 14. Lebensjahre hatte wegen der Grösse derselben eine Exstirpation stattgefunden. Alsdann war in der Narbe nach einer Contusion derselben ein zweimännerfaustgrosser Tumor innerhalb 4 Monate gewachsen, welcher kugelig, weich, elastisch und gestielt war; daneben hatte sich noch eine Anzahl bis zolldicker, weicher Hautlappen gebildet, welche das Ohr der Patientin vollständig verdeckten, und ferner war auch eine Hypertrophie der Schädelknochen, namentlich der Schläfenbeinschuppe eingetreten. Bei der Entfernung der grossen Geschwulst, welche sich fast mit dem Finger ablösen liess, fand keine erhebliche Blutung statt, wohl aber beim Abschneiden der elephantiastischen Hautlappen. Jauchige Eiterung und langsame Heilung folgte; erst $1^2/_2$ Jahre später wurde dieselbe Schläfengegend bei einem Sturz wiederum contundirt und bald darauf erschien ein erbsengrosses Knötchen dicht über dem Ohr, welches so rasch wuchs, dass nach einigen Monaten bereits ein kindskopfgrosser Tumor vorhanden und nach 8 Monaten so gross wie der Kopf eines Erwachsenen geworden war, bis auf die Schulter reichte und beim Gehen der Patientin von einem Anderen getragen werden musste. Das Ohrläppchen war durch die Geschwulst ganz herabgedrängt bis auf die Schulter. Gangränescenz der bedeckenden Haut und profuse Eiterung, Exstirpation des Tumor, Heilung nach 4 Wochen, nach 11 Monat noch kein Recidiv. — Die Untersuchung jener kugeligen Geschwulst durch C. Friedländer zeigte, dass in einer derben fibrösen Kapsel

ein saftreiches Gewebe von homogener gelblicher Färbung lag, welches ebenso wie die Substanz einiger gleichzeitig exstirpirter, kleiner Tumoren von der Brusthaut fest aneinander haftende, in lange Fasern auslaufende Spindelzellen enthielt.

34. M. Perls, 1877. Multiple Geschwülste der Haut bei einer 70jährigen Frau, eine kopfgrosse beutelförmige Geschwulst am Bauche.

35. M. Balzer (1879) machte in der Sitzung der Société de Biologie in Paris vom 25. Januar eine Mittheilung über seine unter Malassez' Leitung angestellte Untersuchung zweier kleinen Tumoren, welche von einer 50jährigen Frau, die ähnliche Geschwülstchen von Erbsengrösse, hart, vorspringend und namentlich bei Druck schmerzhaft, über den ganzen Körper zerstreut besass, exstirpirt worden waren. Sie bestanden mikroskopisch aus einer Verflechtung von sehr reichlich vorhandenen, glatten Muskelfasern, welche sich mit einigen Bindegewebsbündeln vermischten, auch fanden sich seltene Nervenfäden. Wegen des Gehaltes an Muskelfasern wird eine Entwicklung aus den Arrectores pilorum angenommen. Im Uebrigen gedenkt Malassez gewisser Fälle von Molluscum, welche Fibrosarcome wären.

(Selbstverständlich ist es nach diesem mikroskopischen Befunde sehr zweifelhaft, ob dieser Fall zu den gewöhnlichen multipeln Fibromen, resp. den richtigen Neurofibromen gehört. Die genauere Mittheilung ist abzuwarten.)

36. Recklinghausen. Vorliegende Fälle I und II.

b. Beschränkte Fibrome der Haut.
Elephantiasis mollis.

Vorbemerkung. In der folgenden Zusammenstellung habe ich einige Fälle aus der älteren Literatur (Acrel, Dotzauer, Siebold und Weidmann) nicht ohne einiges Bedenken mit aufgeführt, welche von den Autoren unter den Bezeichnungen Fett- oder Speckgeschwulst, Steatoma oder Lipoma geschildert worden sind. Wegen der Unvollkommenheit der anatomischen Schilderung bleibt es durchaus unsicher, ob sie zu den uns interessirenden Fibromen gehören. Zur Aufführung derselben fand ich mich dennoch veranlasst, da sie namentlich im Sitz und in der äusseren Form, ferner noch in der Beschaffenheit der Hautdecke Verhältnisse darboten, welche es mindestens wahrscheinlich machen, dass sie nicht zu den Lipomen im heutigen Sinne zu rechnen, viel eher den Fibromen anzureihen sind.

1. O. Acrel. 1777. 1. Eine 25jährige Magd hatte eine 12 Pfd. schwere Geschwulst über der linken Hüfte und Lende gleich einem

umgekehrten Kessel herabhängen, die bedeckende Haut war grob,
„das eingeschlossene Wesen weich, aber drüsig oder klumpig anzufühlen". Sie bestand nur aus „harten, aufgetriebenen Fettblasen und
einer unglaublichen Menge losen Fettes".

II. Bei einem 27 jährigen Frauenzimmer wurde eine 21 pfündige
Geschwulst am rechten Gesäss und eine zweite correspondirende durch
das rechte Labium majus bis in die Leiste sich fortsetzende 15 pfündige Geschwulst entfernt und schon bei der Operation ein Zusammenhang mit den Beckenorganen constatirt — weich und drüsig anzufühlen. Bei der Autopsie fanden sich dann im Zellgewebe des Beckens
gleichartige harte und klumpige Massen vor.

III. Angeborene Geschwulst der rechten Wange einer 39 jährigen
Magd vom unteren Rande der Augenhöhle herabhängend bis unter
den Unterkiefer, zur Zeit der Abtragung 8 Zoll lang und 6¹/₂ Zoll
breit. „Die Fetthaut war in harte Follikel aufgetrieben."

IV. Eine 14 pfündige Geschwulst, vom Unterkiefer am Hals herabreichend, wurde mittels Abschnürung entfernt.

2. Dotzauer. 1797. Bei einer 38 jährigen Bäuerin hatte sich
vor 4 Jahren ein kleines Knötchen in der Gegend des ersten Rücken-
wirbels gezeigt und war unter der beständigen mechanischen Irritation
durch den Tragkorb so gewachsen, dass sie schon nach einem Jahre
nichts mehr auf dem Rücken tragen konnte. Als grosser Sack hing
sie, als sie entfernt wurde, auf der rechten Seite des Rückens bis
zum Kreuzbein herab in einem Gewicht von 25 Pfund. Sie bestand
aus einer in Fettklumpen zusammengehaltenen Masse, zwischen welchen Höhlen, die mit Lymphe gefüllt waren. (Cystosarcom?)

3. Bartel v. Siebold. 1802. Tumor, aus mehreren Abtheilungen
bestehend, am Gesäss eines Frauenzimmers von rechts nach links verlaufend, 1¹/₂ Ellen lang, wie ein Cul de Paris gleichsam aufgesetzt.

4. Weidmann. 1817. Bei einem erwachsenen Frauenzimmer
sass eine höckerige Geschwulst auf der linken Hinterbacke und lief
zwischen den Schenkeln nach vorn in einen Hautwulst aus, welcher
in der Richtung der linken Inguinalfalte nach aussen und oben empor-
stieg; die bedeckende Haut war runzelig und gelappt, konnte aber bei
der Exstirpation vollständig geschont werden und nahm dann die Beschaffenheit der benachbarten Haut an.

5. Ph. F. v. Walther. 1814. Bei einem 19 jährigen Mädchen
kräftigen Baues sassen auf einem kolossalen, theilweise stark behaarten
Naevus maternus pigmentosus, welcher den unteren Theil des Rumpfes
an der Bauch- wie an der Rückseite einnahm, 24 theils grössere,
theils kleinere knopfförmig oder sackartig gestaltete Tumoren, der grösste

über die rechte Hüfte bis zur Höhe des Knies herabreichend; letzterer hatte zur Zeit der Geburt die Grösse einer Wallnuss, im 7. Jahre die einer kleinen Faust und zur Zeit der Operation eine Länge von $1\frac{1}{2}$ Fuss und ein Gewicht von 16 — 18 Pfund. Wegen der durch sein Gewicht verursachten Beschwerden und der durch einen Fall in die Getreidestoppeln verursachten jauchenden Ulceration wurde derselbe mit glücklichem Erfolg entfernt, eben so 3 Monate später ein zweiter Tumor von 2 Pfund Gewicht. Am übrigen Körper waren ausserdem noch zahlreiche braungefärbte und stark behaarte Naevi, eben so wie die Tumoren, zur Zeit der Geburt in proportionaler Grösse schon vorhanden.

6. M. Dagorn (Cerutti), 1822, exstirpirte bei einem 18jährigen Mädchen von 8 sehr grossen, stark prominenten Geschwülsten der äusseren Haut die grösste, welche vom Hypochondrium bis zur Wadenmitte reichte, 2 Fuss lang war und nach der Amputation 45 Pfund wog. Beginn der Tumoren im 10. Lebensjahr. Als die Kranke $21\frac{1}{2}$ Jahr alt geworden, wurde ein weiteres Wachsthum der zurückgelassenen Tumoren mittelst einer vergleichenden Messung constatirt; der jetzt das grösste Volumen besitzende Tumor, auf der anderen Seite symmetrisch dem früher exstirpirten gelagert, hatte z. B. 2 Fuss 10 Zoll Länge statt 1 Fuss 3 Zoll, welche er 3 Jahre früher besessen hatte. Dabei war das Körpergewicht des Individuum von 122 Pfund auf 140 Pfund gestiegen, seine Körperlänge aber um 3 Zoll vermindert in Folge des Gewichtes der Tumoren.

7. Ricken. 1824. Tumor der rechten Gesichtshälfte, welcher die Augenlider stark verzerrt hat und weit herabhängt.

8. O'Ferrol. 1847. Unter zahlreichen (12) Fällen von gestielten Tumoren an den Hautdecken wird folgender interessante Fall aufgeführt. Ein 16jähriger Knabe präsentirt auf der linken Seite des Abdomen eine über die Crista ileum fortreichende, unregelmässige, 8 Zoll lange und $1\frac{1}{2}$ Zoll dicke Hautfalte mit unregelmässiger Oberfläche, hellpurpurrother Grundfarbe und zerstreuten braunen Flecken. Die Consistenz des Tumor wechselte, namentlich waren aber zahlreiche Knoten von knorpeliger Festigkeit durch das Innere zerstreut und wiederum schienen einzelne dieser Knoten mit einander durch kurze, eben so harte Cylinder verbunden, sogar entsprechende Erhebungen waren zu sehen, welche dann der Hautdecke die unregelmässige und rauhe Oberfläche verliehen. Nach der Aussage des Vaters war bei dem Knaben im Alter von 2 Jahren ein erbsengrosser Tumor mit purpurrother Färbung, 1 Zoll links von der Lendenwirbelsäule, zuerst wahrgenommen worden und innerhalb 10 Jahren bis zur Grösse eines

Schillings gewachsen, alsdann waren andere kleine Anschwellungen in der Richtung nach der Bauchseite neben einander aufgetreten und hatten eine breite missfarbige Hauterhebung hergestellt, welche dann durch ihr eigenes Gewicht nach abwärts zu einer Falte ausgezogen wurde, deren Haut sich immer mehr verdickte und rauh wurde. Zu einer anatomischen Untersuchung war keine Gelegenheit geboten, doch äussert O'Ferrol die Ansicht, dass die Stränge wohl obliterirte und solidificirte Gefässe darstellten. Für uns liegt die Auffassung derselben als Neuromstränge nahe.

9. Larrey. 1852. Ein 40jähriger Gensdarme hatte seit seiner Jugend an der Aussenseite des linken Darmbeinkammes einen nussgrossen Tumor, welcher nicht genirte. Erst durch die mechanische Einwirkung des Gurts und des Handgriffs vom Säbel trat ein fortschreitendes Wachsthum und nach 20 Jahren sogar Schmerzhaftigkeit auf. Der Tumor, welcher nun die Grösse einer Orange erlangt hatte und an der Oberfläche bis auf einen Buckel vollkommen glatt war, wurde mit grosser Leichtigkeit ausgeschält, nur an seiner Basis verlangte eine festere Adhärenz die Anwendung schneidender Instrumente. Als nach der Heilung der Patient seinen Dienst wieder aufgenommen hatte, bildete sich in 3 Monaten ein kindskopfgrossor Tumor und nach der Entfernung desselben ein zweites Recidiv aus, welches wiederum operirt wurde. Alle drei Tumoren hatten eine fibroplastische Structur, bestanden aus einer gelblichen oder leichtrosigen Substanz, in welcher wesentlich spindelförmige Zellen zu erkennen waren. Sarcom?

10. Val. Mott. 1854. 5 Fälle von Hauttumoren, welche den Umstand gemein halten, dass sie von Jugend auf bestanden und in einem braunen Pigmentmal ihren Ursprung genommen hatten, die Consistenz einer schlaffen Brustdrüse besassen und in 2 bis 3 Lagern, resp. Falten aufgebaut waren; ferner kam allen eine Zusammensetzung aus hypertrophischem Zellgewebe mit geringer Gefässentwicklung zu. Excoriationen oder Ulcerationen nur vorhanden, wenn nicht die sorgfältigste Reinlichkeit gepflegt wurde.

I. und II. dieser Fälle waren gestielte Tumoren 4—6 Zoll lang unter der Mamma sitzend.

III. Bei einem 14jährigen Knaben waren 3 grosse Hautfalten an der linken Gesichtshälfte entstanden aus einem kleinen Knötchen, welches schon bei der Geburt beobachtet wurde. Die obere Lage schloss das obere Augenlid in sich ein und verdeckte das Auge, die beiden anderen nehmen die Wange ein, die Haut dieser Falten war stark gerunzelt da, wo sie Streifen und Unregelmässigkeiten des unterliegenden, hypertrophischen Gewebes überkleidete. Recidiv nach einigen Monaten und sogar zweites Recidiv, nach dessen Entfernung erst definitive Heilung erzielt wurde.

IV. Bei einem 12jährigen Knaben genau dasselbe Leiden auf der anderen Gesichtsseite, dessen Beginn ebenfalls schon in der ersten Jugend constatirt war; eine einzige Operation erzielte Heilung, so dass nach 6 Jahren kein Recidiv vorhanden war.

V. Bei einer 45jährigen Frau reichte eine mächtige, in grosse Falten nach Art einer Draperie gelegte Hautverdickung vom Ohr bis über die Schulter zum Ansatz des M. deltoides, nach vorn über die eine Brusthälfte bis zum Nabel herab in einer Länge von 21 Zoll, einer Breite von 18 Zoll; sie erwies sich bei der Abtragung, welche guten Erfolg hatte, als eine Hypertrophie der Haut und des subcutanen Gewebes.

11. Sangalli. 1860. I. An der Aussenseite des Oberschenkels eines jungen Mannes war die Haut in einer Ausdehnung von 3 Ctm. wie ein Beutel vorgetrieben, weich und schmerzlos, zugleich braun gefärbt, sogar gefleckt und mit grossen Poren versehen.

II. Ein Tumor von Mannskopfgrösse hatte seinen Sitz über der linken Scapula eines 35jährigen Mannes, und war dort gewachsen seit 18 Jahren; über der rechten Scapula sass ein analoger kleiner Tumor mit langem Stiel. Jener grosse Tumor bot eine kugelige Form dar mit zahlreichen kleineren Vorsprüngen dicht neben einander, ähnlich Hirnwindungen; letztere standen auf der unteren Seite des Tumors spärlicher, so dass hier leicht der Eindruck zu gewinnen war, dass der ganze Tumor aus der Vereinigung derartiger kleinerer Mollusken hervorgegangen war. Die Bindegewebsneubildung hatte sowohl in der Haut als im subcutanen Gewebe stattgefunden.

12. Dardel. 1865. (Eine Berner Dissertation.)

13. Nélaton (Chodevergne). 1865. Aus einer kleinen angeborenen Hauterhebung auf dem 4. oder 5. Halswirbel hatte sich bei einem 28jährigen Korbmacher im Laufe von 15 Jahren eine sehr grosse pigmentirte Hautfalte (keine Maasse von ihr angegeben), deren Ansatz vom 5. Hals- bis zum 10. Rückenwirbel reichte, gebildet und sich über die eine Schulter gelegt. Acht Jahre früher machte der Tumor dem untersuchenden Arzte den Eindruck eines Lipoms, hatte Form und Consistenz der Brust eines jungen Mannes. Die Haut des Tumors erscheint gefleckt mit tiefen Löchern besät: unter ihr fühlt man oberhalb des Schlüsselbeins am deutlichsten Knoten, welche leicht dem Finger entrutschen, und ferner cylindrische Stränge, welche von jenen Knoten auszugehen scheinen. Noch an anderen Stellen des

Rumpfes werden nussgrosse, kugelförmige Tumoren aufgefunden. Als 7 Tage nach der Abtragung des Tumors der Tod eingetreten war, lieferte die Autopsie, da hauptsächlich das Knochensystem nur berücksichtigt wurde, keine wichtigeren Resultate, nur eine Ueberzahl von Rippen auf der kranken Seite und eine Kyphose stellte sich heraus. Dagegen ergab die mikroskopische Untersuchung der Tumorenmassen durch Laborde und durch Cornil, dass das graue, halb durchscheinende, wie ödematöse, weiche Gewebe aus gefässreichem Bindegewebe mit spindelförmigen Körpern und embryoplastischen Kernen sich aufbaute, im Wesentlichen also nur eine einfache Hypergenese des Bindegewebes existirte. Haarfollikel und Talgdrüsen stark entwickelt, Epidermis verdünnt, Papillen nicht sichtbar, Schweissdrüsen wurden nicht aufgefunden.

14. Denonvilliers (Chedevergne). 1865. Ein 33 jähriger Mann trug mitten auf dem Rücken in der Höhe des 3. Dorsalwirbels einen faustgrossen Tumor, welcher in seiner Form und Consistenz die grösste Aehnlichkeit mit einer schlaff herabhängenden weiblichen Brustdrüse hatte. Sein Stiel hatte den Durchmesser eines Fünffrankenstücks, die bedeckende Haut war adhärent, die Entfernung der Haare von einander vierfach vergrössert, und um jedes Haar eine Einsenkung der Oberfläche vorhanden. Wachsthum angeblich seit 10 Jahren. Exstirpation, kein Recidiv, Zusammensetzung aus fibrösem Gewebe mit reichlichen Capillaren. Auf der linken Schulter und dem Arme waren noch 2 kleine Mollusken gegeben.

15. Hebra bildet in seinem Atlas der Hautkrankheiten als Fall III. von Molluscum fibrosum eine massenhafte, gelappte, wie ein Beutel bis auf den Hals herabreichende Geschwulst der Haut an der linken Gesichts- und Kopfseite ab.

16. A. Bryk. 1869. Bei der Geburt eines weiblichen Kindes beobachtete man einen kirschengrossen, flachen Knoten rechts am Schamberg, derselbe wuchs bis zum 14. Monat, nach und nach mit der grossen Schamlippe verbunden, zur Grösse und auch in der Form einer grossen Weintraube (30 Ctm. Länge), trug grössere und kleinere Knoten, welche nach der Operation rasch collabirten, indem auf der Schnittfläche eine gerinnende seröse Flüssigkeit sich ansammelte. Elastische Faserzüge von derber Beschaffenheit grenzten in regelmässiger Weise etwa wallnussgrosse weiche Tumoren von einander ab, andere Knoten waren derber und bestanden aus Granulationsgewebe. — B. sah noch einen zweiten, ganz ähnlichen Fall, einen elephantiastischen Tumor der Vulva von 26 Ctm. Länge aus einer angeborenen kreuzergrossen Erhabenheit am Schamberg entstanden.

17. P. Bruns. 1870. Ein 43jähriger Mann, F. Mayer, dessen Bruder multiple Fibrome und Neurome (s. c. 20) darbot, hatte eine unregelmässige, höckerige, gelappte Geschwulst an der linken Schläfengegend, congenitalen Ursprungs, welche sich in mehrere Hautfalten und Lappen sondern liess. Ein kleiner oberer Lappen kommt von der Stirnhaut, darunter ein grösserer vom oberen Augenlid, welcher bis in die Höhe des Mundwinkels herabhängt und das atrophische Auge verdeckt; die hintere Hälfte der Geschwulst besteht ebenfalls aus mehreren Lappen und geht bis an die vordere Gränze des Ohres. In diesen oberen hinteren Partien fühlt man bei tieferem Druck eine Anzahl gröberer und fester Stränge und Knoten, welche locker in die übrige weiche Tumormasse eingesetzt erscheinen. Weitere Tumoren wurden an diesem Individuum nicht aufgefunden.

18. Billroth. 1872. Bei einem 33jährigen Mann entstand vor 30 Jahren in der Gegend des linken Augenbrauenbogens eine weiche, schmerzlose Geschwulst, dann eine gleiche symmetrisch rechts, hierauf weitere analoge Geschwülste an beiden Stirnhälften, so wie au allen Augenlidern. Sie bildeten schliesslich grosse Hautlappen, welche einander überlagerten, beide Augen verdeckten, beiderseits auch die Schläfengegenden einnahmen, in der Mittellinie der Stirn nach beiden Seiten aus einander wichen und somit in fast exact symmetrischer Weise auf die rechte und linke Hälfte des Vorderkopfs vertheilt waren. Einige ähnliche erbsen- bis bohnengrosse Geschwülste fanden sich an der Brust und am Rücken. Durch 20 Operationen wird der bei weitem grösste Theil der lappigen Tumoren mit gutem Erfolg entfernt, hierbei einmal ein Erysipel, während dasselbe früher niemals vorhanden gewesen, nicht etwa bei der Ausbildung „dieses multiplen, lipomatösen, weichen Fibroms- eine Rolle gespielt hatte.

19. Danzel, 1872, beobachtete und operirte bei einem 22jährigen Mädchen eine schlaffe Hautfalte, welche einem Kragen ähnlich über die rechte Schulter auf die Brust bis zum oberen Rand der Mamma herabhing, 30 Ctm. breit und 15 Ctm. hoch war und unterhalb des rechten Ohres ihren Anfang nahm; sie war auf- und niederzuklappen und konnte sogar von ihrem Ansatz etwas abgehoben werden. Die Haut auf dieser Falte war dunkler, wie die übrige, und warf noch viele kleinere und grössere Falten, nach der Zeichnung zu urtheilen, ganz eben so wie in dem Falle V. von V. Mott. Bestand des Tumor von Jugend auf. Martini untersuchte denselben mikroskopisch und fand darin eine einfache Hyperplasie der Haut.

20. Will. Stokes, 1876, operirte in 2 Sitzungen, unter sehr starken Blutungen, ein Fibroma molluscum, welches bei einem 33jähri-

gen Mann die ganze rechtsseitige Occipitalgegend vom Ohr ab einnahm und frei beweglich bis zur Schulter herabhing. An der Oberfläche trug dieser Tumor noch kleinere Knoten von der Grösse einer kleinen Bohne bis zu der einer Wallnuss, im Uebrigen zahlreiche dunkle Haare. Schon im 6. Lebensjahr war der Anfang des Tumor bemerkt worden, welcher dann stetig ohne die geringste Beschwerde weiter gewachsen war.

21. Hodges. 1876. Ausser kleinen Tumoren am rechten Vorderarme und am linken Schenkel fanden sich zwei besonders bemerkenswerthe Gewächse. Ueber der rechten Schnurrbarthälfte hing ein Tumor wie eine überzählige Lippe; weiter war die Haut an der Aussenseite des linken Oberarmes bis zur Mitte des Vorderarmes braun gefärbt, mit grossen Haaren besetzt und derartig hypertrophirt, dass sie in überhängende Falten gelegt war; exstirpirt wog diese Anschwellung 4$\frac{1}{2}$ Pfund und zeigte auf dem Schnitt Aehnlichkeit mit einer hydropischen Haut des Rückens. Am übrigen Körper wurden noch einzelne kleinere Geschwülste, namentlich auch kleine subcutane Tumoren notirt, welche zum Theil mit einer centralen Oeffnung wie das Mollusc. contag. versehen waren.

22. Bigelow und Richardson. 1876. Bei einer 25jährigen Frau hatte sich in sechsjährigem Wachsthum am linken Hinterbacken ein mit missfarbiger, gerunzelter Haut bedeckter, aus schlaffem Gewebe bestehender, gelappter Tumor im Gewicht von 13$\frac{1}{2}$ Pfund ausgebildet, welcher 7 Jahre nach der Exstirpation anfing wieder zu erscheinen.

23. George Pollock. 1876. Bei einem 22jährigen Mädchen hingen an der linken Hüfte und der linken Gesässhälfte grosse Hautfalten bis an die äussere Seite des Oberschenkels zur Kniehöhe herab, zweitens sass ein grosslappiger Tumor auf der rechten Gesässhälfte und wog bei der Exstirpation 3 Pfund 7 Unzen. Die Haut war über den Tumoren nussbraun; einige kleine Knoten, aus hypertrophischer Haut gebildet, wurden noch am Rücken und dem linken Schenkel aufgefunden. Der exstirpirte Tumor war von einem kleinen rothen Flecke ausgegangen und seit 5 Jahren stark gewachsen. Bei der Zerlegung desselben stellte sich eine Hypertrophie der Haut und des Unterhautgewebes heraus, Arterien von der Dicke der Art. radialis, ferner Venen, kleinfingerdick, waren vorhanden, obwohl die Operation ohne jede Blutung vollzogen werden konnte.

24. Leisrink. 1879. Ein 13jähriger Knabe, welcher mit braunen Flecken am Nacken und Halse geboren, dann im 7. Jahre einer Lymphdrüsenexstirpation am Hinterhaupt unterzogen wurde, bekam

an Stelle der pigmentirten Haut nach und nach eine Geschwulst, welche vom Kieferrande bis zum Schlüsselbein, sogar noch über das Manubrium sterni hinabreichte und sehr schlaff und welk war. Sie selbst fühlte sich an wie ein ganz weiches Lipom, unter ihr lagen noch verschiebbare, rundlich ovale, mit einander durch dünnere Zwischenglieder zu einem grossen Netz verbundene Knoten. Im Verlaufe mehrerer Monate wuchs die Geschwulst am Hinterhaupte zu einer hängenden Hautfalte, gleichzeitig vergrösserten sich die harten Knoten. Ein excidirtes Stück Haut vom Brustbein konnte leider nicht anatomisch untersucht werden, eine Operation an dem Tumor des Hinterhauptes wurde verweigert. (Die Deutung der tiefer liegenden Tumoren als Neurome, welche von Leisrink unbedingt hingestellt wird, muss in suspenso bleiben; Packete geschwollener Lymphdrüsen würden sich ja an diesem Orte eben so, wie jene verbundenen Knoten darstellen können.)

25. M. Schüller. 1878. I. 18jähriges Mädchen mit elephantiastischer Hypertrophie der Haut des Gesichts, in welche auch die Oberlippe mit einbezogen war. II. 24jähriges Frauenzimmer mit Knollen der Haut der Stirn und um das Auge herum, in welchen man grössere und kleinere rundliche Knoten fühlte. In beiden Fällen war vorwiegend diffuse Bindegewebsneubildung vorhanden, ausserdem zahlreiche klaffende Gefässe, so dass sogar Stellen mit förmlich cavernösem Habitus herauskamen.

26. Ph. Beck. 1878. Stücke des elephantiastisch vergrösserten oberen Augenlides, welche von B. und Schiess-Gemuseus untersucht wurden, zeigten, dass die Massenzunahme hauptsächlich auf das Bindegewebe der Outis sowohl, als des tieferen, den M. orbicularis und die Meibom'schen Drüsen einhüllenden Gewebes, als auch der ganzen Conjunctiva kam, dass die Arterien und Venen nicht eigentlich hypertrophirt, eher die Muskelmassen vergrössert und dabei amyloid degenerirt waren, dass ferner Schweissdrüsen vollkommen vermisst wurden, dass aber die Lymphräume ganz enorm erweitert waren. (Ref. im Centralblatt der medicinischen Wissenschaften 1878.)

27. R. Schultze. 1880. Ein 20jähriger Mann (Gypsarbeiter) bietet eine von der rechten Schläfe und Wange herabhängende, manneskopfgrosse (Länge: 31 Ctm., Breite: 22 Ctm., Dicke 12 bis 13 Ctm.) Geschwulst, nur an der Oberfläche etwes segmentirt, fest verwachsen mit der stärker pigmentirten Haut, welche gedehnt und uneben in Folge der kleinen Vertiefungen ringsum die Austrittsstellen der Haare erscheint. Wird in 3 Operationen entfernt, wobei starke

Blutungen in Folge der Dilatationen und festen Einbettung der Blutgefässe auftraten. Die ersten Anfänge der Geschwulst datirt der
Patient in das vierte Lebensjahr zurück; damals zuerst als ein erbsengrosses Knötchen in der rechten Schläfegegend bemerkt, hatte sie
bereits nach einem Jahre die Grösse einer kleinen Birne erreicht.
Eine alsdann durch einen Arzt vorgenommene partielle Exstirpation
hatte ein schnelleres Wachsthum zur Folge. Bei meiner anatomischen
Untersuchung ergiebt sich durchweg ein gleichmässiges, nicht durch-
flochtenes, etwas durchscheinendes, zellenarmes Bindegewebe, welches
sich weder gegen die äussere Haut, noch gegen das subcutane Bindegewebe scharf abgrenzt und an den Seitenrändern der Geschwulst sich
in einzelne horizontal streichende und dann sich in das normale Bindegewebe verlierende Stränge auflöst. In dem an die Stelle der Cutis
getretenen Theil des Geschwulstgewebes sind stark verlängerte Schweisscanäle und grosse Schweissknäuel aufzufinden.

c. Allgemein multiple Neurome.

1. Schiffner, 1818 und 1822. I. 43jähriger Kretin, welcher
Convulsionen und schwankenden Gang dargeboten hatte, kam zur
Autopsie. Sitz der Neurome: Beide N. vagi, Plex. pulmonal.,
cardiac. und oesophag., Plex. cervic. und brachialis, besonders N.
cutaneus intern. und medianus bis zu den Fingern, Ischiadicus mehr
rechts, wie links.

II. 33jähriger Kretin, Bruder des vorigen, starb 4 Jahre später,
nachdem er Symptome von Paralyse dargeboten hatte. Sitz der
Nervenanschwellungen: Trigeminus, Facialis, Glossopharyngeus, Vagus
und Accessorius, Plexus brachialis und lumbaris, besonders aber die
Nerven der untern Extremitäten, speciell auch der Ischiadic., auch
die Ganglien des Sympath. hypertrophisch.

2. Hesselbach, 1824. 39jähriger Tünchner hatte ausser angeborenen schmerzlosen Geschwülsten der Haut (S. a. 3) und einem
heftigen Gliederreissen (Gicht), welches ihn vor 10 Jahren zu einem
neunwöchentlichen Spitalaufenthalt zwang, nichts Krankhaftes dargeboten bis 6 Monate vor seinem Tode; er bekam Anfälle von heftigen
Kopfschmerzen, öfters mit Würgen und Erbrechen, welchen ein Kälte-
gefühl längs des Rückgrathes mit nachfolgender Hitze und Schweiss
vorausging; nach dem Anfall grosse Schwäche und heftiger Durst bei
trockner Zunge, während derselben rollende Augenbewegungen, Doppelt-
sehen, sehr erweiterte Pupillen. Kurz vor dem Tode traten heftige

Schmerzen im Knie, Unterschenkel und dem Kreuz ein, während das Kopfleiden geringer wurde. Als Quelle dieser nervösen Zufälle ist wohl unzweifelhaft eine Anschwellung des linken Crus cerebelli ad pontem nebst Hydrocephalus anzusehen. Ausserdem „fanden sich mehrere kleine eiförmige Speckgeschwülste von der Grösse einer Erbse vor, welche auf der Medulla spinalis auflagen und nur durch wenig Zellgewebe sehr locker befestigt waren." „Hinter dem linken Trigeminus befindet sich ein kleiner Wulst von der Grösse einer Erbse." Innerhalb des Wirbelkanals selbst (d. i. ausserhalb der Dura mater sp.) waren die Nerven regelmässig gebaut; aber weiterhin „waren alle Nerven drei- bis viermal dicker als im Normalzustande und die feineren Aeste derselben hatten in ihrem Verlaufe eine Menge von knotigen Auftreibungen wie Ganglia. Die Nerven der Ober- und Unterglied-maassen, der Plexus brachialis, sacralis, so wie sie aus den Löchern der Wirbelsäule hervortraten, wurden zu dicken Wülsten, Knoten und zu ungeheuren Strängen, der eine Nervus ischiadicus war an seinem oberen Ende wohl anderthalb Zoll breit*) und stieg in dieser Breite und Dicke herab. Die Hautnerven bildeten grössere und kleinere Knoten und legten sich zum Theil um Speckgeschwülste herum." „Die Ganglia thoracica des sympathischen Nerven bilden meistens Speckgeschwülste, von welchen einige so gross wie die allergrössten Haselnüsse sind."

     3. Leop. Barkow. 1829. Ein Ochsenhirte, über 30 Jahre alt, besitzt seit 2 Jahren eine Anschwellung der rechten Wade, welche vom Knie beginnt und 1½ Fuss Umfang hat. Wegen seiner Stupidität ist von ihm eine Angabe über die Genese nicht zu erlangen, doch wird nachträglich durch die Aussage seines ersten Arztes Dr. Meyer festgestellt, dass er von einem Ochsen gegen die Wade gestossen worden war. Als Patient an Lungenschwindsucht gestorben, hat der Unterschenkel einen Umfang von 3 Fuss 1 Zoll und ein Gewicht von 42 Pfund. Die Muskeln sind stark verschoben und abgeplattet, Schien- und Wadenbein verbogen durch die Geschwulst, welche an der hinteren Seite zwischen den Knochen und den tiefen Muskeln einerseits und dem Musc. gastrocnemius und soleus andererseits eingeschlossen ist. Nerv. tibialis ist oberhalb der Geschwulst stark verdickt und compacter wie normal, weiter nach der Geschwulst wird er röthlich und weicher und verläuft zwischen letzterer und den Knochen, sendet aber viele zum Theil starke Aeste in die Geschwulst, indem sie entweder membranös werden oder auch vor dem Eintritt

---

*) Seite 362 lautet eine andere Angabe: einen Zoll breit.

kleine linsenförmige Knoten bilden. Die Verdickungen aller dieser
Nerven liegt wesentlich im Neurilemm. Der linke und rechte Vagus
trägt im oberen Theile und vor der Aorta mehrere Knoten, welche
bis zu 5½ Linien dick sind. Alle Aeste des Lungen- und Speise-
röhrengeflechtes sind knotig, die Plexus gastrici aber normal. Am
rechten Phrenicus ist eine unbedeutende Anschwellung. — Da an der
grossen Geschwulst innerhalb der äusseren gelblichweissen Masse eine
Höhle aufgefunden wird, in welche Aeste der Art. tibialis postica
und der Art. peronea verfolgt werden, so wird die Geschwulst im
Wesentlichen von B. als ein Aneurysma spurium diffusum aufgefasst.
(Indess passt die Beschreibung eben so gut zu der Auffassung des
Tumors als einer Cystenbildung in einer Nervengeschwulst mit Bluterguss. Vgl. Takács.)

4. Schönlein und Hasler. 1835. Eine 20jährige Magd lei-
tete, da sie bis dahin vollkommen gesund gewesen, ihr Leiden von
einer Abkühlung durch einen Fall ins kalte Wasser vor einigen
Wochen her. Spannende Schmerzen, darauf Formication und Taubheit an den Extremitäten hatten sich eingestellt und eine paralytische
Schwäche nahm immer mehr zu; Abmagerung, leichte Gelenkschmerzen,
namentlich aber Anfälle von Athemnoth und Herzpalpitationen stellten
sich ein. Bei der Autopsie erwies sich der eiförmige, unter den
Sternocleidomastoideus untergeschobene Tumor der rechten Halsseite
als eine Anschwellung des obersten Halsganglion des Sympathicus,
auf dem Schnitt aus körniger Substanz gleich den fibrösen Tumoren
bestehend, ohne Nervenfasern erkennen zu lassen. Der Stamm des
Sympathicus, ferner die benachbarten Nn. vagus, hypoglossus und
ersten Halsnerven, welche Anastomosen mit dem Sympathicus ein-
gehen, trugen Anschwellungen derselben Beschaffenheit. Aehnliche,
nur etwas weichere Tumoren wurden am Rückenmark in seinem oberen
Brusttheil aufgefunden, an welchem mit grosser Deutlichkeit die Nervenfasern in ihrem ganzen Verlauf erkannt werden konnten. (Vielleicht
zur Categorie d gehörend).

5. Bischoff und Knoblauch. 1843. Ein 38jähriger, men-
schenscheuer, jähzorniger Kretin wird in der Abtheilung für Geistes-
kranke einige Zeit behandelt, und bei der anatomischen Untersuchung
constatirt Bischoff ausser Lungentuberkulose zahlreiche Tumoren an
den Nn. oculomotorii und trochleares, faciales und acustici, glossopharyng., vagi, accessorii und hypoglossi (am 7. und 8. Hirnnerven
sind die Tumoren maulbeerförmig und maulbeergross); am 7. Halsnerven ein grosser Tumor, ebenso am N. thorac. secund., endlich

zahlreiche kleinere an der Corda equina, oft 3—4 hintereinander an demselben Nervenstämmchen. Endlich finden sich „viele abnorme Ganglien" am Sympathicus, besonders ist das Ganglion coeliacum ausserordentlich gross.

6. **Serres.** 1843. I. Bei einem 23jährigen Glaser und weiter II. bei einem Tapetenarbeiter finden sich tous les nerfs de la vie de relation, ceux de membres, de la face, les nerfs intercostaux et lombaires mit Neuromen besetzt, ebenso die hinteren und vorderen Wurzeln, jedoch die hinteren vor den Ganglien fast frei. Sympathicus ist arm an Tumoren, der Vagus dagegen doppelt so dick wie der Ischiadicus. Im Ganzen über 500 Tumoren im ersten Fall, im zweiten noch weit mehr. Als absteigende Reihenfolge hinsichtlich der Zahl stellt Serres hin: 1. Plexus sacral. und lumbaris, 2. Pl. brachialis. 3. Vagus, 4. Pl. cervicalis, 5. Intercostales, 6. Facialis, 7. Hypoglossus, 8. Trigeminus, und zwar N. frontalis, lingualis und temporalis profundus. Der 2., 3., 4, und 6. Hirnnerv ganz frei.

7. **Maher und Payen.** 1845. Bei einem 26jährigen Bagnosträfling, welcher an Typhus mit starker Diarrhoe zu Grunde gegangen war, fanden sie die Nerven entweder rosenkranzartig mit Tumoren besetzt, so der Sympathicus, oder buckelig und cirsoid, und zwar Ischiadicus, Cruralis und Vagus. Der Halsstrang des Sympathicus war frei, am Bruststrang rechts 3, links 2 Tumoren, die zahlreichsten dagegen in den abdominellen Geflechten des Symp.. Plex. cardiac., hepaticus, splenicus, gastricus, renalis, mesentericus, spermaticus, auch die übrigen Beckenplexus tragen Knoten, dabei sind die Ganglien sehr stark vergrössert, namentlich das Ganglion semilunare. Opticus, Olfactorius und Acusticus sind im ganzen Verlauf frei, eben so die übrigen Hirnnerven innerhalb der Schädelhöhle, sowie die Nervenwurzeln an dem, gleich dem Gehirn, unveränderten Rückenmark. Auch das Ganglion Gasseri ist unverändert, dagegen das Ganglion spheno-palatinum, oticum und submaxillare sind afficirt, und das Ganglion ciliare bietet zwei Anschwellungen dar. Gleich nach der Vereinigung der vorderen und hinteren Nervenwurzeln treten sehr voluminöse Anschwellungen an allen Paaren der vom Rückenmark kommenden Nerven auf. An den Hirnnerven erscheinen die Tumoren dagegen erst an der peripherischen Verzweigung, so am N. frontalis erst nach seinem Austritt aus der Orbita, von dem Ram. maxillaris inferior nur an zur Wange und zum Masseter führenden Zweigen, der R. maxillaris superior bleibt sogar ganz frei. Der Glossopharyngeus trägt zahlreiche Anschwellungen neben der Zunge, ebenso der Hypo-

glossus einen Tumor kurz vor seinem Eintritt in die Zunge. Der Vagus führt Anschwellungen in seinem Hals-, Brust- und Bauchtheil, am Hals wird sein Umfang zu 5 Ctm. bestimmt, der Accessorius ist weniger afficirt. Oculomotorius, Abducens und Facialis folgen dem Gesetz und bilden Tumoren erst an den Zweigen. Besonders auffällig ist aber, dass Facialis und die drei Nerven, welche das Foramen lacerum posterius passiren, nach ihrem Austritt aus den Schädellöchern je einen colossalen Plexus von Knoten bilden, welcher sich rechts und links am Hals ausbreitet. Der Umfang des Plexus cervicalis beträgt 42 mm., des P. brachialis 10, des P. lumbaris 65, des N. cruralis 55, des N. ischiadicus 73, des N. popliteus externus 42, des N. pop. int. 23. Weiterhin tragen nicht bloss die Haut-, sondern auch Muskelnerven dieselben Anschwellungen, namentlich auch die N. intercostales innerhalb der Muskeln. Die Nerven der Hand und des Fusses sind vollkommen frei. In den Nerven, welche vom linken Pl. brachialis kommen, werden mehr wie 200, an den Aesten des Plexus lumbo-sacralis werden mehr wie 1000 Neurome gezählt. Auf Grund dieser Ausbreitung der Tumoren stellen die Autoren die Ansicht auf, dass die Krankheit an den Nerven des organischen Lebens (soll heissen der vegetativen Sphäre) begonnen und dann erst die Nerven der Organe der animalen Sphäre befallen hat.

8. Morel-Lavallée, 1849. Ein eigrosses Neurom des linken N. medianus war seit 4 Jahren schmerzhaft geworden und hatte die Bewegungen der Finger gestört. Das ganze Nervensystem bot ganglionäre Anschwellungen dar, an beiden Vagi in der Grösse einer Nuss. Sympathicus, Gehirn und Rückenmark waren frei.

9. Giraldès, 1849, berichtet von multipeln Neuromen in einer ganz ähnlichen Ausbreitung, in welchen die Nervenfasern sich verschieden verhielten, oft gänzlich geschwunden waren; die Tumoren der Vagi hatten das Volumen von 2 Fingern.

10. R. W. Smith, 1849. I. Bei einem 35jährigen Mann wurde, als er das erste Mal in Behandlung kam, nur 1 Tumor im Nacken und ein zweiter wallnussgrosser unter der Zunge constatirt; nach 2 Jahren bei seinem zweiten Eintritt in das Spital sind zahllose Tumoren durch die Hautdecken hindurch markirt, der grösste oberhalb der linken Kniekehle im Verlaufe des N. ischiadicus. Bei der anatomischen Untersuchung findet sich noch ein grosser Tumor am rechten Vagus, auch die Intercostalnerven und der Lingualis tragen vielfache Geschwülste. Am reichlichsten ist die Knotenbildung aber an sämmt-

lichen Hauptstämmen der Extremitätennerven, so wie an ihren Zweigen. Das Individuum war im Verlaufe der 2 Jahre stark abgemagert, aber frei von Schmerzen.

II. Bei einem 32jährigen Bauer, welcher an Gastro-enteritis zu Grunde gegangen, werden im subcutanen Gewebe bewegliche Tumoren. der grösste zwischen dem Trochanter major und dem Tuber ossis ischii linkerseits aufgefunden. Ihre Dauer ist unbekannt. Sinnescindrücke und Temperatur intakt. Bei der anatomischen Präparation werden gezählt an der unteren linken Extremität 300, an der rechten 450, an der linken oberen 100, an der rechten 200 und die ganze Summe der Tumoren geschätzt auf 1400.

11. Temoin und Houel, 1853. Seit 5 Monaten entwickelte sich bei einem 26jährigen Schuhmacher ein taubeneigrosser Tumor in der rechten Leiste unter leichten Schmerzen beim Witterungswechsel, 4 oder 5 weizenkorn- bis nussgrosse Tumoren sind an Hals, Bauch, rechten Arm und der Achsel, der grösste an der Vorderseite des linken Oberschenkels zu constatiren. Zwei Tumoren fibröser Textur werden exstirpirt, 3 Monate später constatirt Nélaton eine Vermehrung der Tumoren, namentlich im Verlaufe des N. medianus. Grosse Schmerzhaftigkeit der Tumoren, Abmagerung, Tod. Befund: Alle Eingeweide sind gesund, auch das Gehirn und Rückenmark, nur sind an der Cauda equina zahlreiche Tumoren, so dass einzelne Nervenwurzeln gegen 20 linsengrosse Tumoren tragen und dadurch rosenkranzförmig geworden sind; diese Tumoren der Cauda nehmen nach unten an Zahl zu. Opticus und Olfactorius sind frei. Dagegen enthält der Oculomotorius innerhalb der Augenhöhle einzelne. der Trigeminus an seinen 3 Aesten viele kleine Tumoren, der Facialis erst nach seinem Durchtritt durch die Parotis. Vagus bis zum Magen, N. laryngeus superior und inferior, Glossopharyng., Phrenicus. die Intercostales. namentlich der 8. N. dorsalis (6—7 Ctm. lang) mit Tumoren besetzt. Von den Armnerven sind der Medianus. Ulnaris und Radialis mit mehreren Tumoren besetzt. selbst in der Vola manus. ebenso Plexus lumbaris und sacralis, ferner N. cutaneus femoris externus, cruralis und ischiadicus; an letzterem tritt ferner eine Schlängelung in Folge einer Verlängerung zu Tage. Der Sympathicus ist im Halstheil vergrössert, deutlich in den Nervenstämmen. ohne aber eigentliche begränzte Anschwellungen darzubieten. dagegen tragen der Splanchnicus und der Plexus mesentericus richtige Tumoren bis zur Grösse einer Haselnuss.

12. Fl. Kupferberg. 1854. Patient war Metzger im Alter von

60 Jahren. 6 Jahre vor seinem Tode brach er das rechte Bein in der Nähe des Fussgelenks; beim Wechseln des Verbandes Seitens eines Barbier nahm letzterer während der Heilungsperiode in der Nähe des inneren Knöchels kleine Knötchen wahr, welche vor der Fractur nicht dagewesen waren und nun rasch anschwollen. Als das Individuum nach eingetretener Heilung am Stecken gehen konnte, traten öfters reissende Schmerzen im Körper, namentlich in dem verletzt gewesenen Bein auf. Unter dreitägigem Asthma und Sopor erfolgt der Tod. Befund: Gute Ernährung. Skoliose. In der rechten Fossa infraclavicularis, am rechten Akromion und am linken Unterschenkel sind einzelne Nervenknoten, bei weitem die grössten und zahlreichsten aber am rechten Unterschenkel. Schon in der Fossa triangularis rechterseits sind Tumoren, ferner längs des N. cruralis, cutaneus femor. extern. und internus, obturatorius und saphenus; ferner im Ischiadicus vom Foramen ischiadicum an, endlich am N. cutaneus femoris posterior. Ungleich grössere Geschwülste sind es aber, welche den rechten Unterschenkel knotig auftreiben und die Haut so vorschieben, dass sie noch in Falten erhoben werden kann. Im Ganzen werden hier 18 taubenbis hühnereigrosse Geschwülste freigelegt, davon 5 am N. peroneus superficialis, 7 grössere am N. peron. profundus, 4 am N. saphenus in der Höhe der Kniekehle u. s. w. Für 2 grössere Geschwülste wird die Verbindung mit einem Nerven nicht aufgefunden. Von letzteren sitzt eine und zwar überhaupt die grösste Geschwulst auf einem Zacken an der Fracturstelle der Tibia auf. Letztere liegt über dem unteren Viertel des Knochens, an der Fibula in dem oberen Viertel, Winkelstellung und Verkürzung um $1\frac{1}{2}$ Ctm. Die vorderen und hinteren Nervenwurzeln sind rechterseits stark mit Neuromen besetzt; links finden sich nur 2 kleine vor.

13. Klob, 1858, fand an sehr vielen Nerven einer 59jährigen Frau zahlreiche spindelförmige, etwas durchscheinende Anschwellungen von Erbsen- bis Bohnengrösse, am linken Plex. axillaris, ersten Halsnerven und am rechten N. ischiadicus von Hühnerei- bis Orangengrösse.

14. Wilks, 1859, berichtet von der Untersuchung der Leiche eines 25jährigen Weibes, in welcher Poland an den Nerven fast an jedem Körpertheil (Hirn konnte nicht untersucht werden) Tumoren vorfand, welche äusserlich durch die Haut nicht wahrgenommen werden konnten. Der grösste von dem Volumen eines Taubeneies sass im N. ischiadicus.

15. Hitchcock, 1862, bezeichnet die multipeln Tumoren, welche er an den äusseren Körpertheilen von 3 Gliedern einer und derselben

Familie beobachtete, als Neurome. (Ein Theil dieser Tumoren gehört hierher, aber wahrscheinlich nur ein kleiner Theil, S. a. 16).

16. O. Heusinger. 1863. Ein schmächtig gebauter, geistig gut entwickelter Schneider, welcher 9 Monate vor seinem Tode einen Abscess in der linken Hinterbacke bekam, ging unter Fortbestehen einer Fistel an Lungentuberculose zu Grunde. Bei der Section wurden dann die zahlreichen subcutanen, ganz unempfindlichen und verschiebbaren Knoten, welche man während des Lebens wahrgenommen und für degenerirte Lymphdrüsen angesehen hatte, als Neurome erkannt. Zunächst ist der Sympathicus im Thorax beiderseits neben der Wirbelsäule zu einem daumendicken Strang aufgetrieben, neben und von welchem wiederum andere rosenkranzförmige Stränge zu der Brustwand, dem Herzen und den Gefässen ziehen; im Abdomen bildet er einen dichten Plexus von Perlschnüren, deren Knoten Hanfkorn- bis Haselnussgrösse besitzen; ebenso beschaffen sind die Mesenterialnerven. Die Hirnnerven schwellen erst nach ihrem Austritt aus der Schädelhöhle an. Vagus, Trigeminus, Hypoglossus reich an Tumoren, Plex. brachialis '$_2$'' breit, Ischiadicus 1''. Sämmtliche untersuchten peripherischen Nervenäste rosenkranzförmig, auch nicht auf eine Strecke von 1'' von gleichmässiger Dicke.

17. Leboucq. 1865. 26jähriger Mann. Unter leichten Schmerzen hatten sich in der Leiste, den Bauchdecken, dem Halse und der Achsel Tumoren gebildet. Die Schmerzen steigerten sich. Paralyse und leichter Opisthotonus, endlich auch Diarrhoe stellten sich ein. Befund: Innerhalb der Schädel- und Rückgratshöhle Tumoren nur an der Cauda equina. Weiterhin dann theils hypertrophische Anschwellungen, theils Knoten an den Nervi oculomot., ciliares, supra- und infraorbitalis, lingualis, facialis, vagus in Hals- und Brusttheil mit laryngei, phrenicus, sämmtlichen intercostales, Arm- und Schenkelnerven, namentlich den Endzweigen. Die Hautnerven erscheinen wie eine varicöse Vene. Sympathicus scheint nicht untersucht zu sein.

18. A. Heller. 1868. Ein 45jähriger Schullehrer litt längere Zeit an einer Periostitis des rechten Fersenbeins, später einem Geschwür des rechten Unterschenkels, welches sich vervielfältigte und schliesslich vom Fuss bis über die Mitte des Unterschenkels reichte, bei nur geringer Volumzunahme desselben. Amputation, wobei Osteoporose constatirt wird, am dritten Tag nach derselben Tod. Befund: Pneumonie. Gehirnnerven, sowie die Nerven der ganzen oberen Körperhälfte, auch Hals- und Brusttheil des Sympathicus normal. Aber vom zweiten Lendenwirbel an sind alle Nervenstämme beiderseits stark angeschwollen und bilden theils im Rückgratscanal, theils

ausserhalb desselben dicke knollige und spindelförmige Geschwülste,
zwei derselben gehen sogar durch die Dura hindurch, um innerhalb
je einen haselnussgrossen Knoten zu bilden. Noch weitere kleinere,
spindelförmige Anschwellungen an anderen Nerven der Cauda equina.
An Stelle der Sympathicusganglien liegen Geschwülste von 2—4 Ctm.
Länge, in vielfacher anastomotischer Verbindung mit den Knoten des
Plexus lumbaris. Die Muskel- und die Hautnerven beider Beine tragen
zahlreiche rundliche und spindelförmige Tumoren, der grösste, 10 Ctm.
lang, 4½ Ctm. dick, liegt unter dem Musc. sartorius sinister, ein 2½ Ctm.
langer und 1,2 Ctm. dicker sitzt im N. cutaneus femoris intern. oberhalb des Knies. Der rechte N. ischiad. ist in seiner ganzen Länge
verdickt und knotig anzufühlen.

19. Sibley. 1866. 45jähriger Mann. Ein orangegrosser Tumor, dessen Verbindung mit einem Nerven nicht nachgewiesen wurde,
unter dem Ellenbogen, ein anderer cystischer im N. cruralis. Hand-
grosse Tumoren in dem Gesäss, über deren Beziehung zu Nerven nichts
angegeben wird, dann aber eine grosse Zahl von Tumoren an den
Spinalnerven innerhalb des Sackes der Dura mater, am reichlichsten,
sogar rosenkranzförmig angeordnet am unteren Theil des Rückenmarks; im Cervicaltheil hatte ein nussgrosser Tumor das Rückenmark
comprimirt und eine allmälig sich steigernde Lähmung der unteren
Extremitäten bewirkt.

20. P. Bruns. 1870. Ein 33jähriger Mann, P. Mayer, hatte
eine flache Geschwulst in der linken Schläfe und dem oberen Augenlid mit auf die Welt gebracht, die sich proportional dem übrigen
Körper vergrösserte. Der ältere Bruder (s. b 17) hatte eine ganz analoge congenitale Geschwulst, „die Mutter soll zahlreiche warzenartige
Auswüchse der Haut gehabt haben." Vereiterung des Auges zur Zeit
des Eintritts der Pubertät. Dasselbe wird verdeckt durch die sack-
ähnlich herabhängende Hautfalte, welche vom innern Augenwinkel
anfängt und nach aussen in den temporalen, höckrigen, bis an den
vorderen Rand des Ohres reichenden Tumor übergeht, von dessen
unterem Rande weiterhin eine zweite Falte sich entwickelt und unterhalb des unteren Augenlides zum Anstieg der Nase verläuft. Diese
Geschwulstmasse ist erst bei stärkerem Druck schmerzhaft, im Allgemeinen weich und lässt in der Tiefe bewegliche feste Stränge und
Knoten durchfühlen. Seit 6 Jahren entwickelte sich ein zweiter derber,
glatter Tumor im linken N. vagus schliesslich bis zur Grösse zweier
Fäuste, stechende Schmerzen, Hustenreiz, Heiserkeit, Aphonie wurden
durch denselben bedingt. Exstirpation desselben und Tod durch Blutung aus der Art. carotis commun. Ausser den beiden Tumoren

wurden an verschiedenen Körperstellen noch zahlreiche hirsekorn- bis
nussgrosse, weiche, elastische Hautgeschwülste notirt, angeblich „ter-
minale Neurome". Weiterhin ergab aber die Autopsie, dass nicht nur
an den beiden Vagi bis in die feinsten Verzweigungen hirsekorn- bis
bohnengrosse (sogar ein wallnussgrosser rechts), sondern auch an
vielen andern Nervenstämmen, besonders am Plexus brachialis und
N. ischiadicus nebst ihren Verzweigungen zahlreiche, bis taubeneigrosse
Neurome sassen. (Der lappige Tumor der Gesichtshaut wurde, scheint
es, genauer nicht untersucht, die nervöse Natur der Stränge in demselben anatomisch nicht nachgewiesen.)

21. A. Genersich und Recklinghausen. 1870. Ein 22jähr.
Mann, Karl Pfeiffer, welcher sein Gewerbe (Schuster) wegen des vielen
Sitzens aufgegeben hatte, wiederholt an Ekzemen, namentlich der
Unterschenkel litt, bemerkte Geschwülste in Erbsengrösse zuerst im
achten Lebensjahre nach der Heilung eines Ekzema capitis. Sie
wuchsen an Grösse und Zahl über den ganzen Körper und bildeten
namentlich in der Achselhöhle, Leistengegend und am Halse nicht
nur rosenkranzförmige Stränge, sondern auch Packete. Ohne alle
Beschwerden, ohne alle Störungen der Sinneswahrnehmungen durch
die Haut bekam der Patient erst 10 Wochen vor seinem Tode spannende Schmerzen und Parese im rechten Beine, offenbar bedingt durch
den gleichzeitig rasch wachsenden Tumor im rechten N. ischiadicus.
Letzterer erweist sich bei der Autopsie und der mikroskopischen
Untersuchung als ein kopfgrosses Sarcom des Nerven, von welchem
aus bereits Metastasen in den Lungen zu Stande gekommen waren.
Neurome finden sich bis zu Knoten von '₂" breit, meist aber unter
der Grösse einer Haselnuss an sämmtlichen peripherischen Körpernerven, am reichlichsten an den Muskel- und Hautnerven und zwar
im Allgemeinen derartig angeordnet, dass sie vom Ursprung dieser
Nerven in grosser Mächtigkeit beginnen, um dann gegen die End-
verzweigungen hin abzunehmen. Manche der Nervenstämme bilden
knotig geschwollene Stränge; auch ist der Plexus cervicalis inferior
zu einem Haufen von Knoten bis zu Wallnussgrösse umgestaltet.
Ferner sitzen an den Plexus bronchialis, hepaticus, besonders mesentericus etwa erbsengrosse Geschwülste, beide Splanchnici stark afficirt,
weniger der Grenzstrang selbst. Die Hirnnerven sind vom Austritt
aus der Schädelhöhle, zum Theil sogar noch auf dem Verlauf durch
die Dura mit kleineren Geschwülsten besetzt, mit Ausnahme des
Olfactorius, Opticus, Abducens und Acusticus; meist beginnt eine
Anschwellung beim Austritt oder schon beim Eintritt in die betreffenden Foramina an der Schädelbasis. Auch im Wirbelcanal liegen

grosse Knoten wesentlich ausserhalb der Dura mater am Halstheil fast ganz in den Intervertebrallöchern verborgen, am grössten am Lendentheil, hier sogar die Knochencanäle beträchtlich dilatirend; aber auch die Nervenwurzeln führen Knoten, zahllose die der Cauda equina, und zwar an den hinteren Wurzeln stärker entwickelt, als an den vorderen. Der Rückgratscanal im Lenden- und Kreuzbeintheil erweitert. In der Handfläche und Fusssohle sind noch vereinzelte kleine Tumoren aufzufinden. Die Haut selbst ist überall normal, über den Tumoren leicht verschieblich; Oedem an den unteren Extremitäten.

II. Genersich constatirte an Jacob Pfeiffer, dem Bruder des vorigen, 34 Jahre alt, bei der Untersuchung intra vitam hinter dem Ohr, unter dem linken Unterkiefer, in der linken Supraclaviculargegend, auf der Seite von Brust und Bauch, am Rücken in der Höhe des ersten Lendenwirbels, in der Mitte des linken Oberarms und in der linken Ellenbogenbeuge, an beiden Armgeflechten, dem rechten N. ulnaris in der Inguinalgegend und der Kniekehle bewegliche, nur theilweis auf Druck empfindliche Knoten und Stränge nach der Anordnung als Neurome zu diagnosticiren. Ausserdem eine 5 Ctm. lange, 2,3 Ctm. breite und 1,1 Ctm. hohe Geschwulst an der rechten Augenbraue zur Schläfe sich hinziehend, welche nach einem heftigen Schlag im 15. Lebensjahre entstanden war, zwei hinter dem Ohr am Hinterhaupt, zwei bewegliche harte Geschwülste unter der Haut, drei auf dem oberen Theile der rechten Hinterbacke, ein zweifaustgrosses „Lipom" mit haselnussgrossen beweglichen Knoten im Innern und an der linken Hinterbacke mehrere bohnengrosse oberflächliche Knoten. Die Haut ist schmutzig fahl, mit unzähligen braunen Flecken besetzt und trägt viele erweiterte Talgbälge, vorzüglich am Rücken.

Rump (1880) hat die Ergebnisse der von Schottelius ausgeführten Section dieses Falles II mitgetheilt: Am Rumpf, den Extremitäten und dem Gesicht finden sich im Verlaufe der Nerven rundliche, weiche, graurothe Knoten von Erbsen- bis Wallnussgrösse, einer der grössten sitzt über dem rechten Auge, ein anderer über der linken Symphysis sacro-iliaca, sämmtliche Nerven der Rückenmuskeln und der Haut tragen Knoten, Phrenicus, Vagus, Plexus cruralis und brachialis werden speciell als knotig verdickt und zum Theil klumpig gestaltet aufgeführt, während die Wurzeln der Nerven, auch die Cauda equina frei sind. Einige harte Stellen im Grosshirn. — Tetanus rheumat.

(Die Vergleichung mit den Angaben Genersich's ergiebt nicht evident, dass die Tumoren gewachsen waren. Specielle Angaben über die oberflächlichen Hautknoten im Gesäss fehlen.)

22. **Wegner. 1870. Taubheit. Typhus.** Eine grosse Anzahl

rundlicher bis haselnussgrosser, schmerzloser Geschwülste, subcutan gelegen (nur an einer einzigen Stelle, an der linken Scapula, die bedeckende Haut livide gefärt), aus schleimig durchscheinendem Gewebe gebildet, mikroscopisch aus grauen amyelinischen Nervenfasern bestehend, angeblich schon in den ersten Lebensjahren entstanden. Die Gehirnnerven waren frei, dagegen der Vagus, der Plexus brachialis, cruralis und ischiadicus, der Phrenicus, der Sympathicus am Halse symmetrisch mit spindelförmigen Geschwülsten besetzt, welche oft exquisite Rosenkranzform darboten (Facialis war nicht zu untersuchen). An den sympathischen Verzweigungen am Magen fanden sich einzelne, dann aber namentlich an den cutanen Zweigen der Spinalnerven dieselben Geschwülste.

23. F. Siemens. 1874. Bei einem 64jährigen Individuum fanden sich schon äusserlich wahrnehmbare Knötchen in der Gesammtzahl von 177, welche erst ein halbes Jahr vor dem Tode bemerkt worden waren, am Thorax standen sie in Reihen parallel dem Verlauf der Rippen. Jedoch erwiesen sich die Stämme des Intercostalnerven bei der anatomischen Untersuchung frei, während sich kleinste Nervenfädchen namentlich mit der Lupe hineinverfolgen liessen. Die Extremitätennerven boten in ihren Stämmen ebenfalls keine Knoten, dagegen waren: 1) im submucösen Gewebe des Magens ein Knötchen, 2) erbsen- bis bohnengrosse Knoten im Mesenterium und 3) eine grosse, derbe, fibröse Neubildung von der Wirbelsäule bis zum Lungenhilus und eine krebsige Stenose der Cardia.

24. V. Czerny. 1874. Therese Geng, Tochter der Rosine Geng des Hecker'schen Falles (a. 12) wurde mit einer kleinen Geschwulst am Rücken geboren, welche im 6. Lebensjahr faustgross geworden war, vom 15 Jahr an rasch wuchs, bis zu ihrem Tode im 27. Jahre eine beutelartig von der Lendengegend über die rechte Hüfte bis zum Knie herabhängende 77 Ctm. lange Masse bildete und während 2jähriger Behandlung in der chirurgischen Klinik in Freiburg (Excision, Jodinjection, Electropunctur) continuirlich zunahm. Die bedeckende Haut ist dunkelbraun pigmentirt und nur an den Rändern abhebbar. Am übrigen Körper finden sich in der Cutis noch 3 Tumoren am rechten, 1 am linken Vorderarm, 1 am linken Unterschenkel und 2—3 am Rücken. Bei der Autopsie erweist sich der grosse Tumor als gallertiges, blassrosagefärbtes Gewebe, wie das Fleisch der Teichmuschel, welches Cysten und ausserdem an mehreren Stellen markweisse, netzartig verbundene Stränge enthält, die wiederum mit den Dorsalästen der Lumbal- und Kreuzbeinnerven zusammenhängen. Am ganzen Lumbalnervengeflecht sind Geschwülste, welche sogar bis in

den Wirbelkanal hinein durch die Intervertebrallöcher verfolgt werden können; andererseits zeigen die N. cutaneus medius und externus bis zu hühnereigrosse Knoten, der N. cruralis roggenkorn- bis bohnengrosse, namentlich der Saphenus zahlreiche Neurome in spindelförmiger Gestalt; näher den Wirbeln auch Plexusbildung dieser Tumoren (S. c. 10). Die Nerven des übrigen Körpers zeigen keine auffälligen Veränderungen.

25. E. Riesenfeld, Gerhardt und Ziegler, 1876 — 78. 30jähriger Tagelöhner, welcher vor 20 Jahren eine Verletzung der Stirn erlitt und seit 15 Jahren eine eiternde Geschwulst am Halse besass, ausserdem 2 Jahre vor dem Tode sich einer starken Durchnässung aussetzte und eine Hervortreibung des letzten Hals- und ersten Brustwirbels, darauf Schwäche der linken oberen, später der rechten unteren Extremität bekam, zeigte an der Haut „ausser mässig zahlreichen Akneknötchen und alten Pigmentflecken zahlreiche (seit früher Jugend bemerkte) kleine, erbsengrosse Erhabenheiten, die von etwas hellerer Farbe als die übrige Haut sind, und von denen die grössten sich etwas härtlich anfühlen", namentlich an der Stirn nach dem Verlauf des Nerv. supraorbitalis, am Arm und den untern Extremitäten, darunter Tumoren von grösseren Dimensionen und Knorpelhärte, sie sind nicht schmerzhaft, die Haut ist über ihnen verschiebbar. Die Autopsie ergab, dass sämmtliche Nerven nach ihrem Austritt aus der Dura, der Sympathicus mit eingerechnet, betheiligt waren, nur der Opticus und Acusticus ausgenommen. Am N. accessorius links findet sich ein $2^{1}/_{2}$ Ctm. langes Neurom sogar schon innerhalb des Foramen magnum, die Medulla comprimirend, den Wurzelfäden dieses Nerven sassen ausserdem noch mehrere kleine Neurome auf. Der Ischiadicus hatte den Umfang eines Handgelenks, der Nervus cruralis war daumensdick, N. tibialis und peroneus kleinfingerdick, ihre Aeste zeigten sämmtlich spindelförmige, oft rosenkranzartig an einander gereihte Anschwellungen, und zwar bis zu den Spinalganglien hin. Das gleiche Verhältniss, nämlich Verdickung und spindelförmige Anschwellungen boten der Oculomotorius und Facialis, ferner aber der Vagus besonders in seinen Aesten des Plexus oesophageus, gastricus, bronchialis und pulmonalis, so dass in Folge dessen die Aeste auf dem Magen und an den kleinen Bronchien sehr leicht zu verfolgen waren. Endlich war auch der Sympathicus bis in seine Geflechte hinein (Plexus coeliacus, mesentericus superior und inferior, hepaticus) verdickt. Am Splanchnicus major sass ein derber weisser Knoten in der Grösse eines Gänseeies, vor der linken Niere ein Tumor, der um ein Viertel grösser als die Niere selbst. Am auffallendsten waren

aber die zahlreichen, meist spindelförmigen Knötchen und cylindrisch
verdickten Nerven, welche nach den Verzweigungen der Leberarterie
lagerten und auf den Durchschnitten besonders des Spirituspräparates
sehr gut zu sehen waren.

Auch in der Darmwandung, dem Blasenhals, den Samenbläschen
und dem Pancreas waren reichlich Neurome vorhanden. Der Ursprung
der Aorta und die Pulmonalarterie sind von einem Tumor umgeben,
welcher sich aus unzähligen kleinen Neuromen zusammensetzt. rechts
die Wirbelsäule dadurch verdeckt, ja sogar Knochenschwund wie bei
Aneur. aortae. Typhusgeschwüre.

26. G. Salomon. 1877. Ein 21jähriger entschieden schwach-
sinniger Tischler, welcher in seinem 9. Jahre in eine Idiotenanstalt
verbracht worden war, bietet: erstens stecknadelknopf- bis bohnengrosse, scharf begrenzte, unregelmässig, zum Theil rundlich gestaltete
kaffeebraune Flecke, ohne Symmetrie geordnet, an der Haut des
Halses, Rumpfes und der Oberschenkel, am reichlichsten im Nacken,
dann am Bauche und in den Lenden; zweitens unter der Haut linsen-
bis mandelgrosse Geschwülste, welche an vielen Stellen zu rosenkranz-
artigen Strängen vereinigt sind und deren fibroneuromatöse Natur
mittels genauer mikroskopischer Untersuchung eines exstirpirten Tumors festgestellt wird, im Gesicht symmetrisch (je ein Knoten an dem
N. supraorbitalis und facialis), ebenso im Nacken, an den Oberarmen
und zwar deutlich an dem N. medianus und ulnaris, ferner am obern
Theil des Gesässes, asymmetrisch und spärlich am Thorax. an den
Oberschenkeln, in der linken Kniekehle. Von besonderer Beschaffenheit sind zwei rundliche Vortreibungen an der linken Seite des Rumpfes,
indem sie durch die verdünnte Haut sich anfühlen. wie wenn reiskorn-
ähnliche harte Gebilde in einem flüssigen Inhalt steckten. ferner hinten
oben am linken Oberschenkel dicht unter der Glutäalfalte zwei querver-
laufende Wülste (10 : 3 cm. der grössern) von der Consistenz der Lipome, welche sich diffus in der Umgebung verlieren. Die meisten Tumoren sind wenig empfindlich, einige aber (Facialis, Kniekehle. Samen-
strang) auf Berührung sehr schmerzhaft. Nach 4 Monaten wird eine
bedeutende Zunahme der Nervengeschwülste constatirt und zwar sind
mit Bestimmtheit neue Geschwulstketten beiderseits neben der Wirbelsäule, in der Gegend der Mammillae, an der hinteren Fläche der Waden
und an den Unterschenkeln zu constatiren, hier jederseits zwei Stränge,
der eine aussen und längs der untern, der andere innen und längs der
obern Hälfte der Tibiae, ausserdem vereinzelte neue Tumoren. Neben
der Grössenzunahme der älteren Neurome, namentlich derjenigen des
linken Oberschenkels ist aber auch eine Volumsverminderung an den

Knoten auf der rechten Thoraxseite erkennbar. Während die neuen
Ketten zum Theil im Verlaufe weniger Tage sich entwickelten, wuchsen
andere langsam und seit zwei Monaten scheinen keine neuen aufgetreten
zu sein. Für den acuten Nachschub von Tumoren ist kein veran-
lassendes Moment aufgefunden. Mittlere Brustwirbel druckempfindlich.
Kopf asymmetrisch und gross. — Die Schwester, ebenfalls zum Dieb-
stahl geneigt, hat genau die gleiche Pigmentirung der Hautdecken,
aber keine nachweisbaren Neurome.

27. Soyka. 1877. I. Bei einem 36jährigen kräftigen Tagelöhner fanden sich zwei mit der Haut verwachsene Tumoren von Faust-
grösse, der eine auf dem 9. Intercostalraume, der andere über der
rechten Crista ilei; ferner ähnliche bewegliche subcutane Geschwülste
an der Beugeseite des Oberschenkels und der Wade, welche auf Druck,
eine gesteigerte Empfindlichkeit zeigten, so dass sogar reflectorisches
Zucken und Zittern eintrat. — Die Autopsie (Tod durch Bronchopneu-
monie) ergiebt: zahlreiche kleine rundliche Geschwülste von Erbsen-
bis Haselnussgrösse subcutan, am rechten Oberschenkel misst ein oberhalb der Fossa poplitea gelegenes sogar 8 : 5 cm. Die Geschwülste
sind derb, zum Theil lappig, graugelb und enthalten zahlreiche
glänzende Faserzüge. Einzelne der Hautgeschwülste sind deutlich in
Zusammenhang mit den Hautnerven, andere Geschwülste liegen aber
tiefer innerhalb der Muskelsubstanz eingebettet, scheinbar frei, d. i.
ohne dass ein hervortretender Nerv nachgewiesen wurde. Dagegen
sind in die Nerven eingebettet die Geschwülste, welche sich an den
Ischiadici oberhalb und unterhalb der Fossa poplitea, ferner in dem
N. tibialis und peroneus, weiter in den Plexus cervicales und axillares, und der Cauda equina, auf dem Brusttheil des Rückenmarks,
von Pia überzogen (haselnussgross), und in beiden Meatus auditorii
interni, bis zur Schnecke verfolgbar, also an beiden Acustici, vorfinden.
Ausserdem sind noch mit der Dura verwachsen rechts eine hühnereigrosse, links eine wallnussgrosse Geschwulst am Kleinhirn, welche mit
gelblicher Flüssigkeit gefüllte Hohlräume enthalten, und andere in der
mittleren (?) Schädelgrube vorhanden.

II. Ein 20jähriges Dienstmädchen, welches stottert, seit 3 Jahren
schwerhörig ist, schliesslich auf einem Ohr taub wird, Contracturen
acquirirt und wegen epileptischer Krämpfe in die Irrenanstalt eintritt,
zeitweilig herabgesetzte Sensibilität zeigt und schliesslich an Lungentuberculose zu Grunde geht, bietet dar: a) In der linken Kleinhirn-
hälfte eine wallnussgrosse, grauröthliche, höckerige Geschwulst, welche
gegen den Pons sich entwickelt hat; 2 Geschwülste, welche je in den
Meatus auditorius internus eintreten, rechts eine Geschwulstmasse an

der Dura rings um den Canalis opticus und ebenfalls eindringend,
dann im rechten Corpus striatum einen Tumor von 3 : 1 Ctm.; b) an
der Hinterfläche des Rückenmarks zahlreiche von der Pia überzogene
kleinere bis erbsengrosse, etwas prominente derbe Knoten; c) rosenkranzförmige Schwellungen der Nerven der Cauda equina ganz wie in
Soyka I., auch einzelne obere Intervertebralganglien bis zur Haselnussgrösse geschwollen; d) in dem linken Ischiadicus in der Mitte
des Oberschenkels einen über 4 Ctm. langen spindelförmigen Tumor
und in den Plexus axillares, besonders rechts zahlreiche grössere und
kleinere Knoten — sonst sind die peripherischen Nerven frei.

Bei der Untersuchung der peripherischen Neurome fand S.
grössere Zellen und Zellenreihen, sowie schmale Fasern, welche von
Stelle zu Stelle Zellen einschlossen und deutet diesen Befund auf eine
Neubildung sowohl von Ganglienzellen, wie von Nervenfasern. Sicherlich sind wohl diese Tumoren nicht reine gewöhnliche Fibroneurome,
wahrscheinlich haben irgend welche Complicationen, vielleicht sogar
Sarcombildungen, namentlich an den Tumoren der Dura und des Klein-
hirns vorgelegen.

III. Soyka erwähnt noch ein älteres Präparat der Prager
Sammlung, an welchem die Cauda equina spärliche, dagegen die
Ischiadici zahlreiche, sogar bis faustgrosse Anschwellungen tragen;
vom übrigen Nervensystem ist nichts bekannt.

28. Recklinghausen. Vorliegende Fälle I. und II.

d. Local multiple Neurome.
(Mit Ausschluss der Amputationsneurome.)

1. Aroussohn. 1822. Bei einer 43jähr. Frau, welche an hyste-
rischen Krämpfen und kataleptischen Zufällen litt, blieb der rechte
Arm 6 Tage lang während eines solchen Anfalls krampfhaft gebeugt,
wobei die Hand auf der linken Schulter lag; als der Arm wieder gestreckt werden konnte, fühlte man 3 rundliche, nicht schmerzhafte
Tumoren: 1. einen mandelgrossen auf dem Daumenballen, 2. einen
taubeneigrossen am Oberarm und 3. einen noch grösseren in der
Achsel. 48 Stunden später waren 1. und 3. geschwunden, 2. wuchs,
wurde schmerzhaft, schwoll in 8 bis 10 Tagen bis zur Grösse eines
Hühnereis, abscedirte alsdann, worauf die Schmerzen aufhörten, und
zurückblieb ein haselnussgrosser Tumor, welcher nur bei der Berührung schmerzhaft war. Habituelle Schweisse in der Hohlhand.

2. Grainger. Verletzung des Daumen durch einen Dorn; ein
Jahr später bestand noch ein subcutaner Tumor an dieser Stelle.

ausserdem noch 4 Knoten an der Innenseite des Vorderarms bis zur Ansatzsehne des M. biceps.

3. Denmark. Eine Flintenkugel drang in den M. triceps brachii ein; die Folge war eine knotige Verdickung des N. radialis oberhalb und unterhalb der Verletzungsstelle, continuirliche Schweisssecretion der Hand und Excoriation an derselben.

4. Hesselbach. 1824. An dem Stumpfe des Unterschenkels, welcher durch Frostgangrän verloren gegangen war, fanden sich alle Nervenzweige, vorzüglich aber der N. tibialis posterior, an ihren Enden zu speckartigen Knoten angeschwollen.

5. Cruveilhier (1828) bildet die hypertrophischen oberen Ganglien des linken Sympathicus des Halses ab, dabei ein accessorisches oberes Ganglion; das vordere war 1 Zoll lang und ½ Zoll breit, das hintere und untere spindelförmige 2¼ Zoll: 1 Zoll; die sie verbindenden Nervenfäden, aber auch die Verbindungsfasern zu den cervicalen und oberen Brustnerven nahmen an „dieser Hypertrophie" Theil. Da diese Entdeckung zufällig, bei den Präparirübungen gemacht wurde, so war keine Möglichkeit, über den Zustand der übrigen Nerven, sowie namentlich über veranlassende Momente einen Anhalt zu gewinnen.

6. Chelius und Nägele. 1832. Ein 26jähriger Mann erlitt als 1½jähriges Kind beim Ausziehen der Schuhe eine Verrenkung des linken Fusses und zwar, wie die spätere Untersuchung ergab, eine vollständige Luxation des Fersenbeins nach aussen; die Folge war trotz Schienenverband eine Plattfussstellung, Verkürzung der Extremität und daher Hinken. Ferner nahm aber der Umfang des Unterschenkels von Jahr zu Jahr zu in ziemlich gleichmässig cylindrischer Form, als Folge der chronischen Entzündung, welche durch die bedeutende Anstrengung beim Gehen veranlasst und namentlich im 20. Lebensjahre während einer längeren Wanderschaft ausserordentlich schmerzhaft wurde; wegen des Fortschreitens dieser Elephantiasis und der Gebrauchsunfähigkeit wird die Amputation des Unterschenkels ausgeführt und bei der anatomischen Untersuchung des letzteren als Auffälligstes eine Verdickung des N. tibialis erkannt. Seine Scheide bildet auf dem Schnitt einen Cylinder, welcher an manchen Stellen über 1½ Zoll im Durchmesser und eine Dicke von ½ Zoll darbietet. Nach unten nimmt dann der Nerv allmählich zu, die einzelnen Nervenfaserbündel werden mit Knoten, die theils rund, theils eiförmig sind und an manchen Stellen förmliche Knoten bilden, besetzt. Deutlich sind die einzelnen Knoten in der Continuität der Nervenfäden gelegen, so dass Eintritt und Austritt der letzteren leicht zu bestimmen, obwohl in ihnen nervöse Substanz nicht zu verfolgen war; leichte

Löslichkeit der benachbarten Fäden von einander. In den Knoten war eine theils klare, theils trübe und dicke Flüssigkeit. Noch ist besonders bemerkenswerth, dass der Kranke am hinteren Ende des Kopfes eine bedeutende Geschwulst hatte, die aber blos durch eine beutelartige Verlängerung der sehr verdickten Kopfhaut gebildet war, die der Kranke scherzweise sein Kopfkissen nannte und über deren Entstehung er gar nichts anzugeben wusste.

7. Günsburg, 1843, fand bei einem Individuum, welches an allgemeinem Gelenkrheumatismus, in letzterer Zeit an Incontinentia alvi et urinae gelitten, beiderseits die Wurzeln des 3. und 4. N. sacralis an der Cauda equina mit birnförmigen Tumoren besetzt, von welchen der grösste 25 Mm. lang, 11 breit und 3 dick war.

8. M. Demeaux, 1843, stiess bei der Untersuchung eines Cadaver auf einen grossen Tumor im N. tibialis anterior in der Höhe des Sprunggelenkes und gleichzeitig fanden sich mehrere kleinere Tumoren an den kleinen Nervenfäden der Zehen.

9. Stromeyer machte im Jahre 1844 bei einem 19jährigen stupiden Burschen wegen eines sehr schmerzhaften Neuroms des N. medianus, welches sich von der Mitte des Vorderarms bis an die Insertion des Deltoides erstreckte und in der Mitte die Dicke einer Faust hatte, die Exarticulation im rechten Schultergelenk. Der Tumor war aus einer fibrösen Hülle und einem zellig-fibrösen, mit Serum durchdrungenen Parenchym gebildet, ging deutlich vom Medianus aus und hing mit den benachbarten Theilen, Nerven und Gefässen besonders des Oberarms fest zusammen. Oberhalb waren die Nerven des Plexus brachialis um mehr als das Doppelte aufgetrieben, und wurden daher mit herausgeschnitten; sämmtliche Nervenstämme des Oberarms waren um das Doppelte vergrössert, die tiefer liegenden des Vorderarms nicht: dagegen die Hautnerven der Vorderseite desselben und der Handfläche zeigten unzählige kleine Anschwellungen von der Grösse eines Stecknadelknopfes bis zu der einer Linse. Diese Nervengeschwülste schrumpften beim einfachen Liegen, namentlich aber durch Behandlung mit Spiritus auf die Hälfte des Volumens, enthielten also sehr viel Wasser: daher nimmt St. eine Bestätigung der alten Behauptung an, dass die Neurome durch seröse Ergüsse im Neurilem entstehen, zu denen sich später eine Hypertrophie dieser fibrösen Scheide hinzugesellt. Besonders interessant war aber in diesem Falle der Umstand, dass der Plexus brachialis, als der Patient zuerst klinisch untersucht wurde, noch normale Grösse darbot und also in etwa 3 bis 4 Tagen die Anschwellung desselben gleichsam unter den Augen des Chirurgen, vielleicht durch das öftere Untersuchen der Geschwulst,

zu Stande kam, „vermuthlich waren die kleinen Neurome des Vorderarms von eben so neuem Datum."

10. Robert. 1851. Eine Frau hatte eine Reihe von sehr schmerzhaften Tumoren an der Vorderseite des Vorderarms, hauptsächlich
gelegen neben der Art. radialis; ein rosenkranzförmiger Strang wurde
aus einem Nerven, dem N. musculo-cutaneous, exstirpirt, in welchem
Robin Nervenfasern umgeben von Bindegewebe constatirte. Die Nervenfaserbündel bildeten eine förmliche Schale an der Oberfläche des Tumor. Auf diese Exstirpation hörten die übrigen Tumoren auf, schmerzhaft zu sein.

11. Sangalli. 1860. Eine Frau von 33 Jahren mit Epilepsie,
zahlreichen Cysticerken im Gehirn. Auf der rechten hinteren Seite
des Beckens extraperitoneal lag eine Masse von eiförmigen Tumoren
(nuss- bis eigross), angehörig einer Nervenramification, namentlich dem
N. obturatorius und cruralis. Zwei weitere hühnereigrosse Tumoren
fanden sich noch unter der Fascie, welche den Musc. scapularis bedeckt, in einem Zweig eines Dorsalnerven zum Schulterblatt.

12. Leboucq (1865) schildert bei einem 56jährigen Manne einen
ellipsoiden weichen Tumor von Eigrösse, dann centralwärts zwei nussgrosse, viel härtere am N. medianus. Ausserdem fanden sich an den
Muskel- und Hautzweigen dieses Nerven noch kleine Neurome.

13. Blasius (1862) und Volkmann (1857). 25jähr. Bäuerin.
Nach der Punction eines hühnereigrossen Tumors, welcher von dem
Zeigefinger nach dem Daumen hin die Hohlhand einnahm und unter
lebhaften Schmerzen zuerst vor $1\frac{1}{2}$ Jahren in der Beugestelle des
Zeigefingers als kleines Knötchen sich entwickelt hatte, wuchs ein
schwammförmiger faustgrosser Tumor, welcher zu jauchen anfing,
daher theilweise Abtragung der Hand; der Tumor schloss Zweige des
Medianus ein, ausserdem war der letztere bis 2 Zoll über dem Handgelenk noch mit spindelförmigen Knoten besetzt. Nach der Operation
blieb der Medianus empfindlich bis zum Ellenbogen, bildete eine diffuse
Schwellung an der Operationsstelle und ferner, während die Schmerzen
rückgängig wurden, einen Tumor in der Mitte des Vorderarms. Nach
einem Jahr war dieser Tumor taubeneigross, spindelförmig geworden,
ausserdem waren handwärts drei Geschwülste hinter einander in ihm
gelegen und ferner auch oberhalb der Ellenbeuge perlschnurartige
Beschaffenheit; der Nervus ulnaris zeigte dieselbe Rosenkranzform
2 Zoll oberhalb und 2 Zoll unterhalb des Handgelenks. Als nach
der Amputation des Oberarms die Heilung eingetreten, stellten sich
wiederum Schmerzen im Stumpf ein, und mit denselben bildeten sich
1 Zoll über der Wundnarbe zwei erbsengrosse, höchst empfindliche

Knötchen aus, weiterhin auch ein paar sehr kleine, höchst empfindliche Knötchen vor der hinteren Achselfalte.

14. Blasius (1862), Schmidt, Virchow (1857). Ein 56jäh-
riger Schneider bekam vor 50 Jahren ohne eine bekannte Veranlassung
ein linsengrosses bewegliches Knötchen über dem Handgelenk an der
Volarseite. Erst im Laufe von 20 Jahren wurde es kirschgross.
wuchs dann rascher an bis zu Apfelgrösse, wurde etwas schmerzhaft
und verwachsen mit der bedeckenden Haut. Exstirpation und gute
Heilung. Aber nach 9 Monaten an der Narbenstelle eine neue
rascher wachsende und ulcerirende Geschwulst. welche bald mehr wie
apfelgross wurde. Zweite Exstirpation, schwieriger wie die erste. da
der Tumor schon zwischen den Sehnen unter die Fascie eindrang.
Ein Recidiv trat in noch kürzerer Zeit ein, welches tiefer eindrang
unter die Sehnen des Flexor carpi radialis und die Daumenmuskeln,
weiter hinaufreichte am Arme, wie der frühere Tumor und aus mehreren Knollen zusammengesetzt war. Als die Wunde der dritten
Operation kaum geheilt war, bestand schon ein neues Recidiv, und
zwar mehrfache Tumoren, worauf die vierte, dann fünfte Exstirpation.
Da das jetzt sich einstellende Recidiv an der alten Stelle noch weiter
am Vorderarm hinaufreichte, namentlich auch mehrere grosse Knollen
sich gebildet hatten und sogar mit der Haut verwachsen waren. wurde
der Oberarm amputirt (s. die Abbildung in Virchow, Die krankhaften
Geschwülste III, 1, 287). Nach Virchow's Untersuchung hingen
die Geschwülste, welche ihm nach den letzteren Operationen zugestellt
wurden, deutlich mit Nerven zusammen, die oberflächlichen mit kleinen
Hautnerven, die tieferen mit grösseren Stämmen. Alle waren aus
wuchernder, aber myelinfreier Nervenmasse zusammengesetzt (Neuroma
amyelinicum). 5 Monate später starb der Mann, wie es scheint ohne
weiteres Recidiv.

15. Blasius. Volkmann. Virchow. 1862. 53jähriger Arzt.
Seit einigen Jahren bildete sich anscheinend nach einer Erkältung ein
Knötchen in der Mitte des rechten Vorderarms auf der Ulnarseite
genau an der Stelle, welche beim Schreiben aufzuliegen kommt. ein
bohnengrosses Knötchen. welches bei weiterem Wachsthum mit der
Haut verwuchs, Jucken und Brennen veranlasste. sich mit Varicosi-
täten bedeckte und, als es die Grösse eines halben Hühnereis erlangt
hatte. aufbrach. Nach der Heilung blieb ein juckendes Brennen
zurück und das Gefühl, als ob ein Tropfen Wasser längs des Armes
herunterlief. 4 Jahre später ein sehr empfindlicher kirschengrosser
Knoten am unteren Ende der sehr derben Narbe. und nach weiteren
3 Jahren waren am oberen Theile derselben zwei weitere Knoten

gebildet. Einer derselben, apfelgross, brach auf und entleerte schwarzen blutigen Schleim. Die Exstirpation ermöglichte den Nachweis, dass alle drei Knoten mit feinen Hautnerven in Verbindung standen, an einem derselben noch eine weizenkornartige Anschwellung. Schon vor der völligen Heilung traten wieder die eigenthümlichen Schmerzen auf, bald erschienen neue Knoten, welche rasch wuchsen, mit einander confluirten und aufbrachen, darauf Amputation des Oberarms mit vollständiger Heilung ohne Recidiv, wenigstens im Laufe eines Jahres. Virchow's Untersuchung zeigte, dass die Geschwülste Neurome aus der Classe der Myxome waren.

16. T. Smith. 1861. An der Leiche einer 77jährigen Frau und zwar an dem einem Vorderarm wurden 12 Neurome nachgewiesen, welche auf dem N. cutaneus internus und dem N. interosseus posterior sassen; 2 waren wallnussgross, die übrigen nur wie Schrotkörner, einer der grossen, welcher unter dem innern Condylus gelegen, war zuletzt der Sitz grosser Schmerzen gewesen; übrigens sollten diese Tumoren bereits mehr als 40 Jahre existirt haben.

17. H. Frankenberg. 1863. Ein 40jähriger Mann bekam ohne Veranlassung 7 erbsen- bis haselnussgrosse Knoten an dem Cutaneus medianus und Musculo-cutaneus des rechten und 3 Tumoren an den Zweigen derselben Hautnerven des linken Arms.

18. Spillmann. 1874. Bei einem 23jährigen Soldaten erschien nach rheumatischen Schmerzen im linken Vorderarm ein 4½ Ctm. langer, ½ Ctm. breiter, nur auf Druck theilweise schmerzhafter Tumor in der Hohlhand, welcher exstirpirt wurde und durch eine Hypertrophie des Neurilems hergestellt war. Nach 8 Monaten ein neuer haselnussgrosser Tumor am Innenrande des Palmaris brevis, derselbe wächst in weiteren 3 Monaten über das Lig. carpi volare noch 2 Ctm. hinaus, dabei ist die Sensibilität in den beiden letzten Phalangen des Zeigefingers ganz aufgehoben, ferner bläuliche Färbung der 3 ersten Finger. Neue Operation. Da der zweite Tumor in dem N. medianus entstanden und nach dem Verlauf desselben bis über das Handgelenk hinaus gewachsen war, so lag nicht ein einfaches Recidiv, sondern ein zweites selbstständig gewachsenes Neurom vor.

19. Kosinsky. 1874. Bei einem 30jährigen Manne waren zuerst im 16. Lebensjahr, namentlich aber zur Zeit militärischer Uebungen, stecknadelknopf- bis haselnussgrosse Geschwülste (über 100) entstanden, welche auf Druck sehr schmerzhaft waren. Sie lagen hauptsächlich auf der hinteren und äusseren Seite des rechten Oberschenkels und auch auf der Hinterbacke, also nach dem Verlauf des N. gluteus inferior und N. cutaneus femoris externus. Als am unteren Rande

des M. gluteus ein Nervenstück von 1 Zoll Länge excidirt wurde,
hörten die Schmerzen in den übrigen Knoten dauernd auf, auch trat
nach und nach ein Schwund derselben ein. Zwei Tumoren der grösseren
Sorte wurden mikroskopisch untersucht und bestanden aus marklosen
Nervenfasern.

20. De Morgan. 1875. Ein 15jähriges Mädchen, welches De M.
bereits im 7. Lebensjahre eine ungleichmässige Anschwellung des linken
Vorderarmes (Unterseite) gezeigt hatte; es kam zur Amputation, da inzwischen die Anschwellung namentlich innerhalb der letzten Monate
stark gewachsen war. Eine besondere Hervorragung hatte sich unter
der Ellenbogenbeuge gebildet, und andererseits reichte die gleichmässige Verdickung bis auf den Daumen, der Gebrauch der Hand
war nicht beeinträchtigt, zeitweise traten Schmerzen um den Daumen
herum auf, und die Hand war beständig in Schweiss gebadet. Gute
und, wie es schien, dauernde Heilung. Nach der genaueren Untersuchung des Arms durch Coupland fand sich eine knotige Verdickung des Stammes des N. musculo-spiralis von der Dicke des
Zeigefingers auch am Oberarm, am Vorderarm fand sich ein haselnussgrosser Tumor, darauf unter dem Supinator longus ein wallnussgrosser an dem Nerven, welcher alsdann in der Höhe des Radius-
köpfchens direct in einen grossen Tumor eintritt, um von dem unteren
Ende desselben wiederum als cylindrischer Strang weiter zu verlaufen.
Besonders die Hautäste desselben trugen weiterhin kugelige und
spindelförmige Knoten von Waizenkorngrösse in dichter Anordnung,
mit einander durch lockeres Bindegewebe verbunden. Weiter nach
unten verlieren sich die Nerven in der dichten weissen Masse (hyper-
trophisches Hautgewebe), welche das Handgelenk und den Daumenballen bedeckt, während oberhalb des Handgelenks die ganze Tumormasse, im subcutanen Gewebe der Fascia aufgelegen und nur in
geringer Verbindung mit der Haut, aus einem Conglomerat von rosen-
kranzförmigen Strängen, Bündeln von Würmern ähnlich, mit
einander durch lockeres Bindegewebe verbunden, besteht. Jeder Strang
zeigte auf dem Durchschnitt ein durchsichtiges Gewebe innerhalb
einer fibrösen Scheide, in welchem mikroskopisch Nervenfasern fast
gar nicht aufgefunden werden konnten, während jene Knoten der
Hautästchen wie des Nervenstammes wesentlich aus einer Art Schleimgewebe mit deutlichen Einschlüssen von Nervenfasern bestanden. Auch
der grosse Tumor enthielt Nervenfasern mit Zersprengung des Myelins,
zahlreiche Blutgefässe und zahlreiche Rund- und Spindelzellen; ein
Myxosarcom des N. radialis. (Um die grosse Tumormasse plexi-

formes Neurom zu nennen, dazu fehlt der Nachweis des Zusammenhanges der Stränge mit deutlichen Nerven.)

21. Takács (1879) und Recklinghausen. Bei der Autopsie eines Individuums, über dessen Lebensgeschichte nichts bekannt wurde, fanden sich mehrere Neurome beiderseits in den Armnerven, nämlich rechts ein faustgrosses, mit der Haut verwachsenes im N. ulnaris in der Mitte des Vorderarms und links 1. im N. cutaneus medianus 8 bis erbsengrosse Tumoren, 2. hirsekorn- bis haselnussgrosse Tumoren im N. ulnaris oberhalb des Ellenbogengelenks und am Vorderarm am N. ulnaris ein 13 Ctm. langer und 6 Ctm. dicker Tumor symmetrisch gelagert mit dem rechtsseitigen, solitären Tumor. Ferner sitzt ausserhalb des Foramen intervertebrale unterhalb des letzten Halswirbels in der oberen Brustapertur subpleural ein fast wallnussgrosser Tumor an der Verbindungsstelle des 8. Hals- und 1. Dorsalnerven, endlich ein haselnussgrosses Neurom an der 8. hinteren Nervenwurzel.

e. Plexiforme (multiple) Neurome.

1. Robin (1854). Bei einem 45jährigen Mann, an eitriger Pleuritis gestorben, fanden sich darmähnlich gewundene Stränge an Stelle des Plexus solaris, in welche grössere Knoten an Stelle der Ganglien eingesetzt waren; da die Stränge bis zu 1 Ctm. dick waren, so bildete das Ganze einen Tumor. Die Stränge waren halb durchsichtig, im Innern sogar gelatinös, und enthielten im Centrum jedesmal Nervenfasern, auch Remak'sche Fasern. Ebenso waren in den grösseren Knoten auch anscheinend normale Ganglienzellen.

2. Passavant (1855) fand an der Leiche eines 58jährigen Phthisikers über 100 Neurome bis zu Haselnussgrösse am N. perinaeus sin., sowohl am Stamm, wie an seinen Aesten, letzteres namentlich im subcutanen Gewebe des Scrotum. Die kleineren stellten mehr gleichmässige, cylindrische oder vielmehr wie Varices gewundene Anschwellungen der Nerven dar und enthielten, leicht erkennbar, wenn sie durchscheinend waren, den Nervenfaden in ihrer Achse; die grösseren, länglich rund, bohnenförmig oder kolbig, tragen den Nerven gewöhnlich abgeplattet an der Seite, selten ausgespreizt an der ganzen Oberfläche. In Weingeist sind diese Geschwülste stark geschrumpft, wohl durch Wasserentziehung, die gelatinöse Flüssigkeit in ihnen stellt ein Exsudat dar, welches in der Richtung vom Centrum nach der Peripherie zugeführt sein dürfte, da an den kolbigen Geschwülsten das dicke Ende stets das peripherische, das dünne dem Centrum des

Nervensystems zugekehrt war. Wie die Zeichnung ergiebt, bilden namentlich die cylindrischen Anschwellungen der kleineren Aeste evidente Plexus. Schmerzen oder andere Functionsstörungen waren nie durch den Tumor veranlasst worden. An anderen Nerven wurden keine ähnlichen Tumoren aufgefunden, namentlich ist der rechte N. perinaeus frei.

3. Depaul und Verneuil (1857). Ein 19jähriger Mann trägt eine wahrscheinlich angeborene faustgrosse Geschwulst in Form einer höckerigen Falte der Nackenhaut. Gebildet war dieselbe nach Verneuil's Untersuchung zum grössten Theile aus Strängen, mit einem Verlauf ähnlich den Gefässen der Placenta; sie stellten die verlängerten, varikös gestalteten, mit einander vielfältig anastomosirenden Hautnerven dar, bauten als plexiforme Neurome die hypertrophische Haut auf, drangen selbst bis in die Papillen ein und gingen andererseits in das Packet von rosenkranzförmig gestalteten, fast gänsefederkieldicken Stränge über, welche den Stiel der Geschwulst bildeten. Zwischen all' diesen Strängen lag ein lockeres Bindegewebe. Zwei Abbildungen dieses Tumors finden sich in Follin's Traité élément. de patholog. interne. III. 259. 1865—67.

4. Guersant (1859). Ein 13jähriges Mädchen trägt an der Regio mastoidea einen höckerigen sehr beträchtlichen Tumor seit 4 Jahren, in welchem Depaul Stränge fühlen konnte, die Huguier an die Windungen des Darmes erinnerten und zunächst die Idee erweckten, dass es dilatirte Venen wären. Nachdem der Tumor ecrasirt war, zeigte sich, dass er aus hypertrophischer Haut bestand, in und unter welcher voluminöse Stränge ausgebildet waren. Verneuil erklärte, dass diese Stränge nichts anderes als hypertrophirte Nervenfäden sein könnten, der Fall daher als die exacte Wiederholung von Depaul's Fall (s. 3) anzusehen sein.

5. Verneuil (1861). An der phimotischen Vorhaut eines Mannes seit 4 Jahren die heftigste Neuralgie, darauf bildet sich ein Eczem, welches wiederkehrt, schliesslich nicht heilt, sondern Krusten bildet oder seröse, selbst blutige Flüssigkeit aussickern lässt. Das Präputium wurde in Folge dieses Herpes hypertrophisch, konnte aber noch zurückgezogen werden; wegen der enormen Schmerzen, der Spermatorrhoe und der consecutiven Störung des Allgemeinbefindens wurde ein grosser Theil abgetragen, darauf erfolgte vollkommene Heilung. In der abgetragenen Vorhaut finden sich verdickte Venen, unveränderte Schweissdrüsen, vergrösserte Talgdrüsen (1—2 Mm.), ganz besonders auffällig aber ein Plexus von geschlängelten Nervenfäden, welche

gleichmässig, cylindrisch verdickt waren, der Art, dass die peripherisch gelagerten Nerven dieselbe Dicke besassen wie die Hauptstämme. Knotenbildung fehlte. In so geschwollenen Nervenfäden von 0,1 Mm. fanden sich oft nur 3—5 Nervenfasern vor, bisweilen sogar atrophirt und unterbrochen. Die Anschwellung wurde wesentlich durch eine durchsichtige Substanz gebildet, welche den Nerven in der Achse einschloss und ihn um das Zwei- bis Vierfache an Dicke übertraf, und diese neu formirte Substanz war vollkommen structurlos (véritablement anhiste). Nirgends fanden sich Knoten in den geschwollenen Nervenfäden, dagegen bildeten sie ein plexiformes Netz rings um die Oeffnung des Präputium in einer Entfernung von 10—12 Mm. von dem Rande derselben. Nach dieser Anordnung wird von V. der Name Névrome cylindrique plexiforme eingeführt.

5. Billroth (1863) beobachtete bei einem 6jährigen Knaben im rechten oberen Augenlid eine seit einiger Zeit bestehende Schwellung, in welcher harte Stränge und Knötchen wie Drüsenkörper sich durchfühlen liessen und an einzelnen Punkten enorm schmerzhaft waren. Bei der anatomischen Untersuchung zeigten dieselben auf dem Querschnitt im Centrum einen Punkt, welcher eine zusammengefallene Arterie darstellte, weiterhin fand sich aber in den Ausläufern der Stränge des Plexus auf dem Querschnitt central ein Nerv, dessen Fasern aber nur zum Theil normal, zum Theil fettig degenerirt waren..

(Billroth erwähnt noch einige andere fibröse Tumoren, welche vielleicht zu den Neuromen in Beziehung stehen, vielleicht sogar plexiform waren: a) eine schmerzhafte thalergrosse Geschwulst am Rande des Mittelfusses, mit der Haut verwachsen, bestand aus erbsengrossen, theils isolirten, theils confluirenden Knoten, in welchen je eine kleine Arterie und ausserdem Bindegewebe nachgewiesen wurde. — b) Langenbeck beobachtete I. auf der Clavicula, II. auf der Tibia Fibroide mit einer Menge von Fortsätzen versehen, gleich verzweigten Pflanzenwurzeln.)

6. Margerin's ausführlich beschriebener und selbstständig beobachteter Fall III. kann hier nicht mit Sicherheit aufgeführt werden, da eine grosse Complication von Tumoren der Haut und des Unterhautgewebes vorlag, namentlich aber, da eine anatomische Untersuchung nicht anzustellen war, und daher weder ein Zusammenhang der Tumoren mit Nerven, noch eine plexiforme Anordnung derselben bewiesen wurde. Sicherer dagegen ist, dass ein Theil derselben zu den weichen Fibromen zu rechnen ist. (S. Zusammenstellung der weichen Fibrome a. 20.) Für 2 weitere Fälle ist die Frage, ob die

Tumoren zu den plexiformen Neuromen zu rechnen noch viel zweifelhafter; auch Verneuil in seinem Zusatz zur Arbeit Christot's (c. 8) hält es für nicht minder wahrscheinlich, dass sie zu den symmetrischen Lipomen zu rechnen sind.

7. Billroth. 1869. Ein 18jähriger Bursche präsentirte sich mit einer kleinfaustgrossen schmerzlosen Geschwulst im linken oberen Augenlide und in der zugehörigen Schläfengegend, in welcher harte Knoten und Stränge durchzufühlen waren, welche oberhalb des Bulbus in die Orbita fortreichten, angeblich angeboren, namentlich aber in letzter Zeit gewachsen waren. Erbsengrosse Oeffnung im Schädel auf der Höhe des linken Seitenwandbeins, gedeckt mit normaler Kopfhaut, aber die Pulsation des Hirns durchzufühlen. Im sehr lockeren Fettgewebe eingebettet fanden sich bei der Exstirpation plexusartig verbundene, röthlich-weisse, glatte runde Stränge, schleifenförmig und in Windungen geformt. Concentrisch schaliger Bau, oft auch 1 bis 2 Häute auf dem Querschnitt zu erkennen, im Centrum erschien ein weisser oder gelblicher Punkt, in den feinen Fäden, welche die Fortsätze von kolbig anschwellenden Strängen bildeten, liess sich deutlich ein feiner Nerv erkennen, während in den dickeren Strängen der Nachweis von Nervenfasern schwierig war.

8. Christot. 1870. 1. 18jähriges Mädchen. Seit 10 Jahren. zu einer Zeit, wo mehrfache Lymphdrüsenentzündungen bestanden, erschien hinter dem Ohr am Nacken ein Tumor von ovaler Form ohne scharfe Grenze, die Haut darüber arm an Haaren, welche aber sehr gross sind und auf einem Vorsprung stehen, analog den Erhebungen an der Insertion der Federn der Vögel. Unter der mit dem Tumor verwachsenen Haut fühlt man Kerne fibroider Consistenz, welche beim Betasten ausweichen. In graulichem schlaffen Bindegewebe lagern fast regelmässig gestaltete Cylinder von der Dicke einer Nadel bis zu einer starken Gänsefeder (selbst 1 Ctm. dick) mit einer fibrösen Scheide, welche an den dicksten 0.5 mm. erreicht; der Scheideninhalt ist weicher, aber ebenfalls fibrös und ohne ein Lumen; nach der eigentlichen, stark verdickten Haut zu werden diese Strenge seltener, doch kann man sie noch bis über die Haarfollikel hinaus verfolgen Das subcutane Lager des Tumors lässt sich leicht entwirren in Stränge, welche in Schlingen gelegt sind, zum Theil frei endigen, zum grössten Theil aber einen evidenten Plexus bilden, durch dessen Maschen Gefässe hindurchtreten. Mikroskopisch erkennt man die Stränge im Wesentlichen aus Bündeln von Bindegewebsfasern zusammengesetzt, auch gelang es mit Hilfe von Muron erst nach vielfältig wiederholter Untersuchung (Ponfick und Schönborn hatten

keinen Erfolg), in ihnen Nervenfasern nachzuweisen, deren Myelinscheide auf grosse Strecken geschwunden war, nur in den feineren
Strängen waren sie besser erhalten, in den dickeren (Nerv. radialis)
waren oft nur 6—10 Nervenfasern im Ganzen.

II. Christot erwähnt nach mündlicher Mittheilung von Verneuil
einer Geschwulst der Brustdrüse mit plexiformen und ramificirten
Strängen, in deren Achse Ordonnez Nervenfasern nachwies.

III. Laroyenne. 5jähriger Knabe. Seit 3 Monaten hatten seine
Eltern eine Geschwulst auf seiner rechten Wange wahrgenommen,
welche schmerzlos wuchs und eine Anschwellung wie bei einem Zahn-
geschwür hervorbrachte. Innerhalb der Wange fühlte man unter und
ausserhalb der Oeffnung des Canalis infraorbitalis einen kleinen und
tiefer mehrere kleine Tumoren, beweglich in dem hypertrophirten,
sonst normalen Wangengewebe — ein harter Wulst des Zahnfleisches
des rechten Oberkiefers mit normaler Mucosa. Unvollständige Exstirpation; einen Monat später ist der Tumor wieder zur früheren
Grösse gediehen, und jetzt sind von ihm aus deutlich unregelmässig-
cylindrische Massen bis zur Parotidengegend zu verfolgen, sogar in
der Dicke einer Gänsefeder; verminderte Sensibilität der Haut, Ein-
senken einer Nadel ist schmerzlos. Um die eingezogene Narbe an
der Wangenschleimhaut fühlt man namentlich nach vorne zu harte,
lappige, längliche, schlecht begränzte Massen; grösste Dicke der Wange
45 Mm. In dem exstirpirten Tumor findet sich ein Hauptkern, gebildet durch einen fast kirschkerngrossen, abgeplatteten und länglichen
Knoten, welcher in der Nachbarschaft des N. infraorbitalis gelegen
war; von seiner unteren Seite strahlten 5 oder 6 Fortsätze aus, 2 bis
3 Ctm. lang, von rosenkranzförmiger Gestalt, der stärkste gänsefeder-
dick. In der centralen Schicht „der plexiformen Stränge", welche
schon für das blosse Auge durch ihre perlmutterartige, fibröse Beschaffenheit von der durchsichtigen, weichen, peripherischen Schicht
zu unterscheiden ist, werden mikroskopisch mit Leichtigkeit markhaltige Nervenfasern nachgewiesen, in Gruppen von 3—10 und mehr,
auch marklose Fasern darunter. Die peripherische Schicht ist wesentlich bindegewebiger Natur, bald deutlich fibrös, bald mehr gallertig
und amorph, zugleich durchsprengt mit embryonalen Zellen, so dass
hier eine Aehnlichkeit mit Sarcom resultirt. (Eine netzförmige Anordnung der Stränge ist in diesem Falle nicht direct nachgewiesen,
nur eine Verzweigung der Tumormassen, die Plexiformität ist daher
nicht demonstrirt, dennoch ist es wohl gerechtfertigt, diesen Tumor
als einen plexiformen, entwickelt in der Ausstrahlung des N. infraorbitalis aufzufassen, da nach der nur partiellen Exstirpation sich

Stränge und längliche harte Massen innerhalb der Wange an Stellen vorfanden, wo die Nerven schon Plexus bilden. Eine genauere anatomische Untersuchung dieses Tumorrecidivs liegt meines Wissens nicht vor. R.)

9. P. Bruns (1870). I. 28jähriger Mann. Eine angeborene Geschwulst an der rechten Kopfseite wuchs langsam, bedeckte sich bisweilen mit Krusten und war stets schmerzlos, nur sehr empfindlich gegen stärkere Wärme und Kälte. Bei Gelegenheit eines ziemlich unbedeutenden Stosses bildete sich auf derselben eine plötzliche Anschwellung (Bluterguss?), welche vom Auge bis zum Hinterhaupt reichte, warm, empfindlich und verschieblich war und sackartig herabhing; sie schwand im Laufe von 10 Wochen vollständig und liess die alte angeborene Geschwulst wieder zu Tage treten. Die Hauptmasse der letzteren lag sackartig über dem rechten Ohr, indem der obere Theil der Ohrmuschel dadurch abgedrängt wurde; nach vorn geht die Anschwellung sich verflachend fort bis zum äusseren Augenwinkel und bis zum unteren Rande des Jochbogens, nach hinten reicht sie fast über die Basis des Processus mastoideus und verliert sich ebenfalls ohne scharfe Gränze. Die Haut, mit ihr fest verwachsen, zeigt keine Abnormitäten, namentlich keine abnorme Färbung. Die oberflächlichen Theile fühlen sich sehr schlaff an, mehr in der Tiefe nimmt man härtere, rundliche, bis mandelgrosse Knoten und wurmartige Stränge wahr, welche leicht verschieblich sind. Letztere sind bei Druck sehr empfindlich, ganz besonders ein Strang über dem Jochbogen, ein zweiter hinter dem Ansatz der Ohrmuschel und ein mandelgrosser Knoten im unteren Augenlid. Bei der Exstirpation gelingt der Versuch, die Haut von der Geschwulst zu trennen, nur theilweise, andererseits zeigt sich, dass sie an mehreren Stellen in die Fascia parotideo-masseterica eingedrungen ist, dass sie ferner auch in dem subcutanen Gewebe der Kopfschwarte sich ganz allmälig verliert, so dass die Abgränzung hier nur eine willkürliche sein kann. Necrose des oberen Hautlappen, Erysipel, Temperatursteigerung und am 15. Tage nach der Operation Tod. Bei der Autopsie pyämisch metastatische Herde in den Lungen, frische und alte Endocarditis der Mitralis; ausserdem finden sich zwei Reste der Geschwulstmasse, der eine flach und thalergross auf dem Ursprungstheile des Musc. temporalis, der andere dickere auf dem Warzenfortsatze und unter demselben eine $1\frac{1}{2}$ Ctm. grosse Oeffnung des Schädeldaches, da, wo Hinterhaupts- und Schläfenbein zusammenstossen; hier wird der Sinus lateralis durch die Oeffnung vorgebuchtet. — Die Geschwulst selbst besteht nun aus mehreren kleineren Stücken und einer grösseren zu-

sammenhängenden Partie, letztere der adhärenten Haut über dem Ohr entsprechend 11 Ctm. lang, 5 Ctm. breit und 3 Ctm. dick. An der der Haut abgewendeten rauhen Seite der letzteren lassen sich leicht unregelmässig gewulstete, stark gewundene und rankenförmig oder varicocelenartig gekrümmte Stränge erkennen, welche mit einander anastomosiren und unter einander durch ein lockeres bindegewebiges Material zusammengehalten werden. Der Zusammenhang mit der Haut wird durch ein fettloses, saftreiches, weiches, beinahe schleimiges Zwischengewebe vermittelt, ausserdem durch einzelne festere Stränge. Nervenstämme werden in jene rankenförmigen Stränge im Allgemeinen nicht mit Sicherheit verfolgt, nur an einer Partie, hinter dem Ohr gelegen, konnte ein solcher Uebergang eines auch mikroscopisch als Nerven erkannten Fadens in mehrere knotige Wülste festgestellt werden. Um so deutlicher liessen die Schnitte, namentlich die Querschnitte der Stränge die Anwesenheit von Nervenfasern in ihrem Innern erkennen, theils breite, mit concentrisch geschichtetem Mark, theils feinere markhaltige, theils nackte Axencylinder, ferner auch mit einander der Länge nach verbundene Spindelzellen, welche als Neubildung von Nervenfasern gedeutet werden. Aber auch in dem mehr durchsichtigen, weichen Gewebe zwischen den Strängen finden sich noch Nerven vor.

II. Bruns Vater. Lotzbeck (1858) hatte eine 1855 durch Bruns exstirpirte, angeborene, mit einem bräunlichen Muttermale bedeckte, im 3. Lebensjahre schon hühnereigrosse schmerzlose, schliesslich mit Vergrösserung des rostbraunen Pigmentfleckes bis zur Grösse von zwei Mannesfäusten gewachsene Geschwulst der beiden Hinterbacken eines zwölfjährigen Mädchens (mit leichter Scoliose der Wirbelsäule) beschrieben, welche vom Dornfortsatze des vierten Lendenwirbels bis zum Anfang des Steissbeins reichte, oben sich genau an die Cristae ossium ilei hielt und bis auf 2 Zoll Entfernung von ihren Spinae anteriores sich forterstreckte. Tod 9 Tage nach der Operation. Der Tumor stellt eine fast kreisrunde platte Scheibe dar (14—15 Ctm. : 5—6 Ctm.), ist nach aussen mit einer sehnig glänzenden Haut überzogen, nach deren Entfernung die Oberfläche einigermassen Aehnlichkeit mit der des Grosshirns, aber in typenloser Unregelmässigkeit darbietet; die Masse löst sich dann in feste, vielfach verschlungene Stränge auf, deren Dicke zwischen 1 und 13 mm. wechselt, an demselben Strang oft sehr schnell; auf dem Durchschnitt erscheint concentrische Anordnung, aber kein Lumen. Spaltung der Dornfortsätze des 5. Lendenwirbels und der sämmtlichen Kreuzbeinwirbel von 4—17 mm. Breite, geschlossen durch die Dura, auf welcher aber Reste des Tumors deutlich zu erkennen sind.

Von Lotzbeck auf Grund seiner mikroskopischen Untersuchung für ein „reines Fibroid" mit strangförmiger Entwicklung des neuen Gewebes erklärt, wird der Tumor durch Bruns Sohn als plexiformes Neurom der Sacralnerven, deren Nervenfasern allerdings schwierig, jedoch eben so deutlich wie in 1. wenigstens in dem Zwischengewebe zwischen den gleichfalls rankenförmig gestalteten Stränge zu demonstriren waren, erkannt.

10. Czerny. 1874. (Vergl. c. 24). Auf der rechten Seite, an welcher sich der grosse Tumor des Rückens und des Gesässes befand, bilden der Plexus lumbaris und sacralis durch knotige Wulstungen eine Tumormasse von plexusartiger Form. Zweitens sind in dem Tumor selbst zwei Plexus zu isoliren, welche aus raben- bis gänsefederdicken Strängen bestehen und als Verdickungen von Nerven angesprochen werden, da der Stammknoten des einen Plexus besonders mit den Dorsalästen der Lumbalnerven, der des anderen mit Sacralnerven in Verbindung steht.

Dieser Zusammenhang dient als Beweis dafür, dass auch diese Plexus an Nervenfäden gebildet wurden; für die plexusartigen Tumoren war dagegen direct der Beweis zu führen, dass sie an den Nervenstämmen des Lumbar- und Sacralplexus entstanden waren. Aus einer derben Bindegewebshülle liess sich ein markweisser axialer Faden herausziehen vom Ansehen eines Nervenfaserbündels, welcher mikroskopisch einzelne markhaltige Nervenfasern und ausserdem unzweifelhafte marklose enthält, „letztere von Bindegewebsfasern durch kleine Anschwellungen mit krümlicher Zeichnung leicht zu unterscheiden." Dieser axiale Theil der Plexusstränge setzt sich in den centralen, weichen Kern der gleichzeitig vorhandenen Neuromknoten fort, welcher wesentlich aus Bündeln von langen Spindelzellen mit stäbchenförmigen, geschlängelten Kernen besteht und unmittelbar von einer Zone markloser, weiterhin einer Zone markhaltiger Fasern eingeschlossen wird. C. sieht die Spindelzellen als Vorstufen der neu sich bildenden marklosen Nervenfasern an.

11. A. v. Winiwarter. 1875. Ein 36jähriger Handelsmann weiss seit seinem 8. Lebensjahr von der Existenz einer kleinen Geschwulst an der Innenseite seines linken Oberarms, kann aber nicht angeben, ob sie angeboren. Diese Geschwulst vergrössert sich sehr rasch, nachdem eine andere knollige, weiche, faustgrosse Geschwulst von der linken Scapula exstirpirt worden war, Radialisparalyse und

ausstrahlende Schmerzen treten namentlich an der Aussenseite auf. In Folge dessen wird jener zweifaustgrosse Tumor exstirpirt und dabei erkannt, dass er im N. radialis seinen Sitz hat und im Innern ganz erweicht ist. Nachdem der Wundverlauf 11 Tage lang ein günstiger gewesen, treten heftige Schmerzen auf, ferner an Hand und Ellenbogen kupferrothe Flecken mit Blasen, und weiterhin Gangrän, daher Enucleation im Schultergelenk, aber 4 Tage später Tod. Anatomisch ergab sich eine diffuse Verdickung fast sämmtlicher Nerven des Plexus brachialis einerseits bis zur Wirbelsäule hin, andererseits bis in die peripherischen Verästelungen hinein, und zwar sind sämmtlich um das 4—6fache verdickt, zeigen aber nur mässige spindelförmige Anschwellungen, keine circumscripten Knoten, mit Ausnahme jenes Tumors des N. radialis und eines zweiten im N. cutaneus brachii extern. Ausserdem fanden sich theils ramificirte, theils plexusartig geordnete, verdickte, bisweilen knotig geschwollene Nervenstränge (bis gänsekieldick) an dem Nerv. axillaris circumflexus, theils in dem Musc. deltoides eingebettet, theils unter der Haut der äusseren Schultergegend ausgebreitet, welche darüber bald verdünnt, bald verdickt und stark pigmentirt ist; ein zweites analoges plexiformes Neurom, unter der unveränderten Haut der Vorderfläche des Vorderarms gelegen, entwickelt sich aus einem Aste des N. radialis, welcher hier die Fascie durchbohrt. Sonst nimmt die Schwellung nach der Peripherie zu an den Armnerven ab, und sind die Hautäste bereits von normaler Grösse. Die übrigen Körpernerven, welche vom Rückenmark ihren Ursprung nehmen, boten nichts Abnormes, dagegen wurden im Unterhautzellgewebe der Bauchdecken noch mehrere bohnengrosse verschiebbare, derbe, rundliche Geschwülste nachgewiesen. Jene beiden Tumoren des N. radialis und des N. cutaneus externus werden auf Grund des mikroskopischen Befundes als Sarcome bezeichnet, um so mehr, da sich ein Tumor in dem rechten oberen Lungenlappen als eine Metastase deuten liess — die übrigen Schwellungen als Fibrome mit Neubildung von Spindelzellen und Nervenfasern aus dem Bindegewebe des Nerven, welche durch eine Proliferation der Zellen der Gefässwände eingeleitet sein sollte. Den letzteren gleiche Veränderungen waren sowohl in dem Muskel-, als in dem Hautgewebe nachzuweisen.

12. A. Cartaz. 1876. Bei einem 11jährigen Mädchen wurde in 2 Sitzungen eine höckerige Geschwulst, 10 Ctm. lang, hinter dem linken Ohr abgetragen. Nach der Aussage des Vaters sollte sie seit der Geburt stationär geblieben und erst seit 3 Monaten auf das Doppelte gewachsen sein. Daneben noch Drüsenpackete und ausser-

dem ein zweiter Tumor 2 Ctm. über dem linken Ohr. An den exstirpirten Tumormassen liessen sich Stränge von der Dicke einer Taubenfeder bis zu 1 Ctm. hervorzerren, welche zum Theil rosenkranz-förmig gestaltet waren, oft auch stumpf endigten; aussen bestanden sie aus Bindegewebe, inwendig aus feinen Nervenfasern.

13. Rich. Marchand. 1876. I. Bei einem 12 jährigen Knaben nahm ein von Graefe exstirpirter Tumor, welcher in der Grösse eines Gerstenkorns schon 6 Monate nach der Geburt bemerkt worden war, das linke obere Augenlid und die Schläfe ein, setzte sich andererseits auch, wie die Operation ergab, bis auf den Musc. rectus superior fort. Bedeckende Haut ganz normal. Zusammensetzung aus plexiform an-geordneten, theils cylindrischen, theils knotigen Strängen und dem sie verbindenden lockeren Bindegewebe. Auch die Stränge bestanden in der Hauptsache aus faserigem Bindegewebe in diesen Bündeln, welche aussen mehr circulär, innen vielfach geschlängelt und einander durchflechtend verliefen. Im Innern dieser Stränge liessen sich weiter-hin Nervenfasern und zwar markhaltige, meist ganz intact, bisweilen aber auch in der Atrophie begriffen, nachweisen, und auch schon makroskopisch konnte man feine Nervenfäden in der Geschwulst auf-finden und ihren Uebergang in die Stränge deutlich verfolgen. Mikro-skopisch ergab sich, dass das Perineurium internum und externum im Verlaufe eines solchen Fadens zunahm, die Nervenfasern und Nervenfaserbündel durch die Vermehrung des Perineurium internum von einander entfernt und schliesslich die Nervenfasern durch Binde-gewebe ganz ersetzt wurden, mit Erhaltung der die Nervenfaserbündel umgebenden Lymphscheiden (lamelläre Scheiden).

II. Ein 8 jähriger Knabe stellt sich Volkmann wegen einer Ge-schwulst vor, welche über dem rechten Ohr in geringer Grösse zuerst vor 4 Jahren bemerkt worden war und sich seitdem stetig wachsend flach über die Schuppe des Schläfenbeins bis fast zur Pfeilnaht aus-gebreitet hatte, 5 Zoll lang, 4½ Zoll breit und etwa 1 Zoll über die übrige Haut prominirend. Die Haut über dem Tumor normal und harte, mit kleinen Knötchen besetzte Stränge durchzufühlen. Exstir-pation von Geschwulsttheilen in mehreren Sitzungen. In den weichen Massen zeigten sich nun die varikös verdickten „Nervenstränge", welche die weiche Grundmasse dicht durchzogen, in sehr wechselnder Dicke, bis zu 1 Ctm., bald drehrund, bald abgeplattet, entweder in kolbig* Enden auslaufend oder zu feinen Fäden verschmälert, hauptsäc'' gelegen im subcutanen Gewebe. Indem die mikroscopische suchung in diesen Strängen dieselbe Structur (Spindelzeller riges Bindegewebe) aufdeckte, wie im Fall I, liess sich durch eine Serie von Querschnitten aus einem auf das 4fache anschwellenden Strange nachweisen, dass mit der Schwellung eine successive Abnahme der in ihm vorhandenen Nervenfasern stattfand.

Anmerkung. Duplay's Fall kann noch nicht mit zu den plexiformen Neuromen gezählt werden, da erstens die plexiforme Anordnung daran nicht nachgewiesen wurde, zweitens auch der Beweis dafür, dass es sich um einen Aufbau aus Remak'schen blossen Nervenfasern, also um ein amyelines Neurom, nicht um ein Sarcom handelte, nicht hinreichend sicher gestellt, drittens auch der Ausgang von einem Nerven nicht in wünschenswerther Deutlichkeit nachgewiesen wurde.

Nachtrag.

Die auf Seite 98 für Leisrink's Fall verlangte anatomische Untersuchung der Tumoren ist inzwischen bei Gelegenheit einer neuen Operation durch Neelsen ausgeführt worden und hat die neuromatöse Natur derselben festgestellt. (Leisrink's Bericht der chirurgischen Abtheilung zu Hamburg in Langenbeck's Archiv 1881, XXVI., 939.)

Literaturverzeichniss.

Zu a.

1. Tilesius. 1793. Nach Jacobovitsch Dissertatio (Hist. pathol. singul. cutis turpitud. Lipsiae.) 1840.
2. Craigie. 1819. Nach Edingburgh med. and surgic. Journal 1851. 108.
3. Hesselbach. 1824. Beschreibung der pathologischen Präparate der Würzburger Sammlung. Giessen.
4. G. Gluge. 1841. Abhandlungen zur Physiologie und Pathologie 140.
5. A. Kraemer. 1847. Ueber Condylome und Warzen. Göttinger Studien 1. 67.
6. Virchow. 1847. Virchow's Archiv I. 226.
7. v. Baerensprung. 1848. Beiträge zur Anatomie u. Pathol. der menschl. Haut
8. L. Beale. 1855. Transactions of the Pathological Society VI. 313.
9. Lebert. Anatomie pathologique génér. II. 650. Taf 188.
10. Michel. 1857. Mémoires de l'Academie de médecine XXI. 371.
11. Verneuil. 1858. Bulletin de la société anatomique 373.
12. C. F. Hecker. 1858. Die Elephantiasis oder Lepra arabica. Lahr.
13. Förster. 1858. Wiener medic. Wochenschr.
14. Heymann. 1859. Ein Fall von Lepra tuberc. nod.. Virch.'s Arch. XVI. 176.
15. Sangalli. 1860. Storia dei Tumori.
16. Virchow. 1863. Die krankhaften Geschwülste I. 325.
17. Hitchcock. 1862. On Neurome 3 cases in one family. Americain Journal of the medic. sciences XXXVI. 320.
18. Hebra. Atlas der Hautkrankheiten. — Hebra und Pick. 1865. Wiener medicinische Wochenschrift No. 49 und 50.
19. Rokitansky. 1864. Wiener medicin. Wochenschrift.
20. Chedevergne. 1865. Gaz. des Hôpitaux. Févr. No 17 und 18.
21. Margerin. 1867. Des névromes plexiformes. Thèse Paris.
22. Bergmann. 1869. St. Petersburger medicin. Zeitschrift XVII. 191.
23. Bryk. 1869. Oesterreichische Zeitschrift für practische Heilkunde XV No. 9.
24. Izzet Anderson. 1867. Journal of cutaneous diseases 1. 69.
25. E. Wilson. 1869. Ibidem. III.
26. A. Lücke. 1869. Die Lehre von den Geschwülsten. im Handbuch der allgem und speciellen Chirurgie II. 1. 139.
27. Hilton Fagge. 1870. Medico-chirurg. Transactions LIII
28. Billroth. 1872. Bericht über die chirurgische Klinik in Wien während 1869/70. 139.

29. Octerlony. 1875. Arch. of Dermatology I. 300.

30. M. Michel. 1875. Americain Journal of the medic. sciences, ref. in Archives of Dermatology I. 253.

31. Wigglesworth. 1876. Archives of Dermatology II. 193.

32. Atkinson. 1875. New-York medic. Journal. Dec.

33. Volkmann. 1875. Beiträge zur Chirurgie 259.

34. M. Perls. 1877. Lehrbuch der allgemeinen Pathologie I. 294.

35. Balzer. 1879. Bulletin de la société de biologie. 25. Janvier.

Zu b.

1. O. Acrell. 1777. Chirurgische Vorfälle, übersetzt von Murray. Göttingen.

2. Dotzauer. 1797. Loder's Journal für Chirurgie I. 65.

3. B. v. Siebold. 1802. Chiron I. 671.

4. J. P. Weidmann. 1817. Annotatio de steatomatibus. Moguntiaci.

5. Ph. v. Walther. 1814. Ueber die angeborenen Fetthautgeschwülste und andere Bildungsfehler. Landshut.

6. Cerutti. Pathologisch-anatomisches Museum I. 1. — M. Dagorn. 1822. Observations chirurg. sur une jeune fille etc. Paris.

7. Rieken. 1824. Walther's und Gräfe's Journal 17.

8. J. M. O'Ferrol. 1847. The Dublin quarterly Journal 325.

9. Larrey. 1852. Bulletin de la société de chirurgie. 21. Janvier.

10. Valentine Mott. 1854. Remarks on a peculiar form of Tumor of the Skin denominated „Pachydermatocele". Medico-chirurgical Transactions XXXVII. 155.

11. Sangalli. 1860. Storia dei Tumori II. 150.

12. Dordel. 1865. Observation clin. d'un Fibrome. Berne. Dissert.

13. und 14. M. Chedevergne. 1865. Molluscum élephantiasique. Gaz. des Hôpit. No. 17 und 18. Wiener medicin. Wochenschrift No. 21—23.

15. Hebra. Atlas der Hautkrankheiten.

16. A. Bryk. 1869. Oesterreichische Zeitschrift f. pract. Heilkunde XV. No. 9.

17. P. Bruns. 1870. Das Rankenneurom. Nachtrag. Virchow's Archiv L. 112.

18. Billroth. 1872. Chirurgische Klinik, Wien. 54.

19. Danzel. 1872. Deutsche Zeitschrift für Chirurgie II. 95.

20. Will. Stokes. 1876. Dublin Journal of medic. sciences LXI. 1.

21. 22. E. Wigglesworth. 1876. Archives of Dermatology. New-York II. 193.

23. George Pollock. 1876. Mollusc. fibrosum. Transactions of the Patholog. Society XXVI. 219.

24. H Leisrink. 1879. Bericht der chirurgischen Klinik zu Hamburg 26.

25. M. Schüller. 1878. Deutsche Zeitschrift f. Chirurgie IX. 261.

26. R. Schultze. 1880. Ebend. XIII. 374.

27. Ph. Beck. 1878. Ueber Elephantiasis des oberen Augenlides Dissert. Basel.

Zu c.

1. Schiffner. 1818. Medicinische Jahrbücher d. österreichischen Staates. V. 77; 1822. Ebend. IV. 44.

2. A. K. Hesselbach. 1824. Beschreibung der pathologischen Präparate. Giessen.

3. Leop. Barkow. 1829. Verhandlungen der kaiserl. Leopoldin-Carolin. Academie der Naturforscher.

4   Godofr. Hasler. 1853. De neuromate. Dissert. Turici.

5. Al. Knoblauch. 1843. De neuromate et gangliis accessoriis. Dissertat Heidelberg.

6. Serres. 1843. Comptes rendus de l'Académ. des sciences XVI. 643 und XVII. 398.

7. Maher et Payen. 1845. Ibidem. 1171.

8. Morel-Lavallée. 1849. Bulletin de la société de chirurgie 1. 225.

9. Giraldès. 1849. Ibidem.

10. R. W. Smith. 1849. A treatise on the patholog. diagnosis and treatment of neuroma. Dublin.

11. Houel. 1853. Mém. sur le névrome, — dazu Lebert, Rapport in Mémoires de la société de chirurgie III. 249 und 267. — Cruveilhier, Traité d'anatomie pathol. génér. 1857. III. 767. — Follin. Traité élément. de pathol. externe 1865—1867. III. 259.

12. Flor. Kupferberg. 1854. Geschwülste im Verlauf der Nerven. Mainz.

13. Klob. 1858. Zeitschrift der Wiener Aerzte 47.

14. Wilks. 1859. Transactions of the pathol. society X. 1.

15. Hitchcock. 1862. The americain Journal of the medic. sciences LXXXVI. 320.

16. O. Heusinger. 1863. Virchow's Archiv XXVII. 206.

17. A. Leboucq. 1865. Des névromes. Thèse Paris.

18. A. Heller. 1868. Virchow's Archiv XLIV. 338.

19. Septim. Sibley. 1866. Medico-chirurg. Transact XLIX. 29.

20. P. Bruns. 1870. Das Rankenneurom. Virchow's Archiv L. 80.

21. A. Genersich. 1870. Virchow's Archiv XLIX. 15. — Vallender. 1863. De tumoribus fibrosis in tela cellulosa subcutanea. Dissert. Berolin. — Rump. 1880. Virchow's Archiv LXXX. 177.

22. Wegner. 1870. Berliner klinische Wochenschrift. Sitzungsbericht der medicin. Gesellschaft 1869.

23. F. Siemens. 1874. Beiträge zur Lehre von den multiplen Neuromen. Dissert. Marburg.

24. v. Czerny. 1874. Langenbeck's Archiv für klinische Chirurgie XVII. 357.

25. E. Riesenfeld. 1876. Fall multipler Neurome. Dissert. Würzburg. — Gerhardt. 1878. Deutsches Archiv f. klinin. Medic. XXI. 268.

26. G. Salomon. 1877. Charité-Annalen IV. 133.

27. J. Soyka. 1877. Prager Vierteljahrsschr. XXXIV. 1.

Zu d.

1. J. L. Aronssohn. 1822. Observations sur les tumeurs développées dans les nerfs. Thèse. Strasbourg.

2. 3. Grainger, Denmark nach Sigism. Alexander. De tumoribus nervorum. Dissert. Lugdun. Bat.

4. Hesselbach. 1824. Beschreibung etc. Giessen.

5. Cruveilhier. 1828. Anatomie pathol. Atlas liv. 1. Pl. 3.

6. Naegele und Chelius. 1832. Heidelberger klin. Annalen II. 354.

7. Günsburg. 1843. Pathologische Gewebslehre 1. 43.

8. Demeaux (Giraldès). 1843. Bulletin de la société anatomique 12.

9. Stromeyer. 1844. Handbuch der Chirurgie 1. 413.

10. Robert. 1851. Bulletin de la société de chirurgie.

11. Sangalli. 1860. Storia dei tumori II. 183.

12. A. Leboucq. 1865. Des névromes. Thèse. Paris.

13. 14. 15. E. Blasius. 1862. Ueber rückfällige Neurome. Langenbeck's Archiv für klinische Chirurgie II. 191. — R. Volkmann. 1857. Observationes anatom. et chirurg. Dissert. Lipsiae. — Derselbe. 1857. Virchow's Archiv XII. 27. — R. Virchow. Ebend. XII. 114. — Derselbe. 1860. Deutsche Klinik. — Derselbe. 1865. Die krankhaften Geschwülste III 1. 287.

16. T. Smith. 1867. Multiple Neuromata. Transactions of the patholog. society. XII. 1.

17. M. Frankenberg. 1863. Ueber multiple Neurome. Dissert. Marburg.

18. Spillmann. 1874. Gazette hebdomadaire No. 32.

19. Kosinsky. 1874. Centralblatt f. Chirurgie 241.

20. De Morgan. 1875. Transactions of the pathological society XXVI. 2.

21. A. Takács. 1879. Virchow's Archiv LXXV. 431.

Zu e.

1. Ch Robin 1854. Mémoire de la société de biologie.

2. Passavant. 1855. Virchow's Archiv VIII. 40.

3. Depaul et Verneuil. 1857. Bulletin de la société anatomique. — Follin. 1865. Traité élément. de path. ext. III. 259.

4. Verneuil. 1861. Archives générales de médec. 557.

5. Billroth. 1863. Langenbeck's Archiv f. klin. Chirurgie IV. 545.

6. J. Margerin. 1867. Des névromes plexiformes. Thèse. Paris.

7. Billroth und Czerny. 1869. Beiträge zur Geschwulstlehre. Langenbeck's Archiv f. klin. Chirurgie XI. 633.

8. Christot. 1870. Contribution à l'histoire des tumeurs plexiformes. Gaz. hebdomadaire.

9. P. Bruns. 1870. Das Rankenneurom. Virchow's Archiv L. 80. — Lotzbeck. 1858. Die angeborenen Geschwülste der hinteren Kreuzbeingegend. München.

10. v. Czerny. 1874. Langenbeck's Archiv f. klin. Chirurgie XVII. 357.

11. A. v. Winiwarter. 1875. Ebend. XIX. 595.

12. A. Cartaz. 1876. Archives génér. 170.

13. Rich. Marchand 1876. Das plexiforme Neurom. Dissert. Halle — und Virchow's Archiv LXX. 36.

M. Duplay. 1878. Archives génér. de médec.

Sonstige Literatur.

Tomsa. 1873. Beiträge zur Anatomie und Physiologie der menschlichen Haut. Archiv f. Dermatologie und Syphilis V. 1.

Stirling. 1875. Beiträge zur Anatomie der Haut des Hundes. Berichte der sächsischen Gesellschaft der Wissenschaften 221.

Collins-Warren. 1881. Columnae adiposae a newly described structure of the Cutis vera. Cambridge.

Ranvier. 1878. Leçons sur l'histologie du système nerveux. Paris.

Ranvier et Cornil. Manuel d'histologie patholog.

A. Key und Retzius. 1872. Studier i nervensystemets anatomi   Nord. med. Arbiv IV No. 21 und 25. — 1875. Studien in der Anatomie des Nervensystems und des Bindegewebes. 2 Foliobände   Stockholm.

W. Waldeyer. 1875. Archiv f. mikrosk Anatomie XI. 189.

Klemm. 1874. Neuritis migrans. Dissert. Strassburg

R. Virchow 1863—1865. Die krankhaften Geschwülste I., II. und III. 1.

Derselbe. 1875. Monatsberichte der Academie der Wissenschaften zu Berlin 700.

Hebra und Kaposi 1870—1876. Hautkrankheiten im Handbuch der speciellen Pathol. und Therapie. Erlangen

G. Simon. 1851. Die Hautkrankheiten

Hebra. Atlas der Hautkrankheiten.

J. Neumann. Lehrbuch der Hautkrankheiten. 3 Auflage

H. Auspitz. 1881. System der Hautkrankheiten

Wegner. Langenbeck's Archiv f. Chirurgie XX. 641.

Bryk. Ebendas. XIV. 273.

Pospelow. Vierteljahrsschr. f Dermatologie und Syphilis VI. 521.

Auspitz und Basch. Virchow's Archiv XXVIII. 337.

Auspitz und Unna. 1877. Vierteljahrsschr f. Dermatol und Syphil. 107.

V. Cornil. 1879. Leçons sur la syphilis   Paris.

Carter. 1860. Transactions of the med. and phys. society of Bombay — 1862. Transactions of the pathol. society of London XIII. und XIV.

Köbener. 1861. Comptes rendus de la société de biologie.

Armauer Hansen. 1871. Archiv f. Dermatologie und Syphilis III 194.

Danielssen. 1851. Zeitschrift der Gesellschaft der Wiener Aerzte IX. 441.

Danielssen und Boeck. 1848. Traité de la Spedalskhed.

Wernher. 1855. Zeitschrift f ration. Medicin   N. F. VI 109.

Gerhardt. 1870—1871. Jahrbuch für Kinderheilkunde.

Beigel. 1869. Virchow's Archiv XLVII. 367.

Hardaway. 1880. Archives of Dermatology VI. 388.

Leloir. 1881. Arch. de Phys. exp. et pathol. 391.

Osc. Simon. 1873. Die Localisation der Hautkrankheiten

Steudener. 1867. Beiträge zur Pathol. der Lepra mutilans.

Cohnheim. 1877. Vorlesungen über allgemeine Pathologie I.

Stricker. 1877. Vorlesungen über allgemeine und experimentelle Pathologie.

Lukomsky. Virchow's Archiv LX. 418.

Vulpian. 1868. Archives de Physiol. norm. et path. 316.

Volkmann und Steudener 1868. Centralblatt f. die medicin Wissensch. 561.

Amidon. 1880. Archives of Dermatology VI. 126.

Lancereaux. 1862 und 1871. Gazette méd do Paris 709 u. 383.

Westphal. 1873. Archiv für Psychiatrie IV. 776.

Weir Mitchell. 1874. Des lésions des nerfs etc. traduit par Dastre.

Remak. 1860. Oesterreich. Zeitschr. f. prakt. Heilkunde.

Leyden. 1880. Ueber multiple Neuritis. Zeitschrift für klinische Medicin I.

P. Meyer. 1881. Virchow's Archiv LXXXV. 181.

— —   —

Erklärung der Abbildungen.

b bedeutet Blutgefäss,   f Fibromgewebe,
e Epidermis,   l Lamelläre Scheide,
p Pars papillaris der Cutis, s Schweissdrüse,
r Pars reticularis der Cutis, w Wand des Schweisskanals,
h Haarbalg,   m Muskelfaser,
sp Gewebsspalte,   g Ganglienzelle,
n Nerv,   z Zellenstränge.

Taf. I.: Fall I.

Taf. II.: Fall II.

Taf. III.

Figur 3. Querschnitt durch ein mittels Behandlung mit Osmiums. geschwärztes Fibroneurom. Fall I. Hartnack Oc. 3. Obj. 5.

Figur 4. Anfang eines Fibroneurom, beginnende fibromatöse Verdickung innerhalb der lamellären Scheide. ep Epineurium. Fall I. Hartnack Oc. 3. Obj. 5.

Figur 5. Spindelförmiges, gewundénes Fibroneurom. Die Hauptmasse des Fibrom ausserhalb, nur ein geringer Theil desselben innerhalb des Nervenfaserbündel. Fall I.

Figur 6. Spindelförmiges Fibroneurom, ein Nervenfaserbündel durch die Tumormasse dissecirt. Uebergreifen des Tumors auf den Nachbarast des Nerven. Fall I.

Taf. IV.

Figur 2. Verästelungen der Nerven in dem subcutanen Gewebe des Oberschenkels. mit neuromatösen Anschwellungen besetzt, durch Behandlung mit Osmiumsäure geschwärzt. Fall I. Natürliche Grösse.

Figur 7. Fibroneurom aus dem Mesenterium des Jejunum mit theilweise gesprengter und abgehobener lamellärer Scheide. Fall I.

Figur 8. Hufeisenförmiges Fibroneurom mit abgehenden Nervenzweigen (r.) aus einem Neurofibrom der Haut. Fall I. Iu natürlicher Grösse.

Figur 10. Stück eines Stranges aus einem plexiformen Fibrom der Haut, das Nervenfaserbündel fast axial, aussen eine dichtere Schicht als Rest der lamellären Scheide. Fall I. Hartnack Oc. 3 Obj. 7.

Figur 11. Aeusserstes Ende eines weichen Fibroms der Haut in der Schweissknäuelschicht mit axialem Nervenfaserbündel, gekreuzt von einer normalen Arterie, daneben Schweissknäuel mit beginnendem Fibrom zwischen den Schlingen. Fall I. Hartnack 3. Obj. 7.

Figur 12. Horizontalschnitt von dem sehr weichen Basaltheil eines Hautfibrom des Falles II. Die Nerveufaserbündel werden durch das Fibromgewebe aufgelöst, die Primitivnervenfasern zerstreut. el elastische Fasern. Hartnack Oc. 3. Obj 7.

Figur 13. Schweissknäuel, die Kanalabschnitte durch Fibromgewebe aus einander getrieben und in Streckung begriffen, ihre bindegewebige Wand schon in fibro-
matöser Verdickung. Hyaline Cylinder im Lumen Fall I Hartnack
Oc. 3. Obj. 7.

Figur 14. Zwei benachbarte Schweissknäuel aus einem Hautfibrom. Zwischen ihnen
wie in ihrem Innern Fibromgewebe Fall I. Hartnack Oc. 3 Obj 7

Figur 15. Aus einer Fibromschlinge. Schweissknäuel und Schweissgänge, an ersteren
die Biegungen stark gestreckt, spiralig, und an dem zugehörigen Schweisskanal eine partielle Erweiterung. Fall I Hartnack Oc. 3. Obj. 5

Figur 16. Vollständig abgeschnürtes, stark dilatirtes Stück eines Schweisskanals mit
abgeplattetem Epithel und hyalinem Inhalt, letzterer mit Sprüngen versehen.
Fall I. Hartnack Oc. 3. Obj. 5.

Figur 18. Kleines Fibromknötchen des Magens Fall I Hartnack Oc. 3 Obj 7.

Figur 24. Durchschnitt eines weichen Fibrom des subcutanen Gewebes von der Innenseite des Vorderarms, zahlreiche Capillaren der Blutgefässe bilden Schlingen.
Hartnack Oc. 3. Obj. 4.

Taf. V.

Figur 9.   Fibromgewebe aus dem Periost mit axialem Nervenfaserbündel, durchzogen
von Blutgefässen. Fall I. Hartnack Oc 3. Obj 7.

Figur 17. Oberflächlich in der Cutis gelegenes, miliares, derbes Fibrom mit dichten
gebogenen Zügen, von einem lockeren Geflecht der Bindegewebsbalken umgeben, in welchem reichliche Spalten vorhanden sind. Fall I. Hartnack
Oc. 3. Obj. 2.

Figur 19. Plattes Lymphangiofibrom der äusseren Haut. Das Fibromgewebe, dunkel
gehalten, aus dicht gedrängten kleinen Zellen aufgebaut, seitlich in parallel
gerichtete Stränge aufgelöst, in der Mitte mit Spalten, welche die Blutgefässe enthalten, auf der Mitte des Plateau in die Papillarschicht der Cutis
eingedrungen. 2 grosse Haarbälge ohne Fibrom. Hartnack Oc. 3. Obj 2.

Figur 20. Plattes Lymphangiofibrom der äusseren Haut, in der Mitte dicht als diffuse
Zelleninfiltration, in der Papillarschicht in einzelne Zellenstränge, welche
meist senkrecht getroffen sind, und Zellenhaufen aufgelöst b Arterie, die
Kugeln k sind Fettzellen Hartnack Oc 3 Obj 2

Figur 21. Papillarschicht eines solchen Fibrom. Zellenstränge und Zellenhaufen in
den gedehnten verbreiterten Papillen Hartnack Oc. 3. Obj. 7.

Figur 22. Halbkugeliges Lymphangiofibrom der Haut b Arterie, n Nerv, z Zellenstränge, z′ im subcutanen Gewebe fortgeleitet Hartnack Oc. 3 Obj. 2

Figur 23. Gyriformes Fibrom der Haut einer Zehe. Die punktirten Züge sind die
zellenreichen Stränge Hartnack Oc 3. Obj 2

Die Zeichnungen sind von H Wittmaack, die Lichtdrucktafeln I und III. von
H. Kraemer in Kiel, II nebst den Photographien zu I und II von H. Winter,
hier, die lithographischen Drucke von H Fassoli, hier, ausgeführt

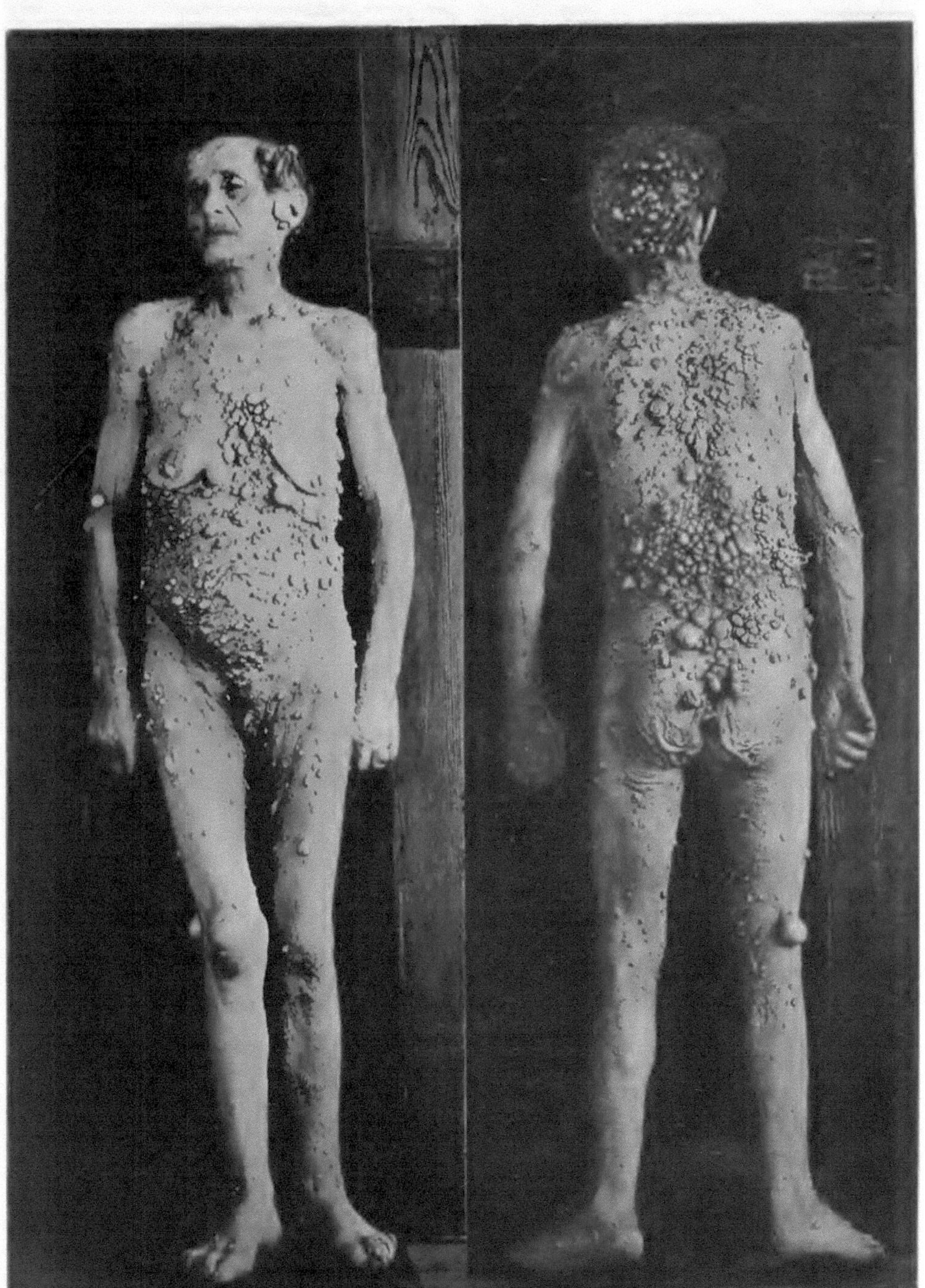

Taf. I

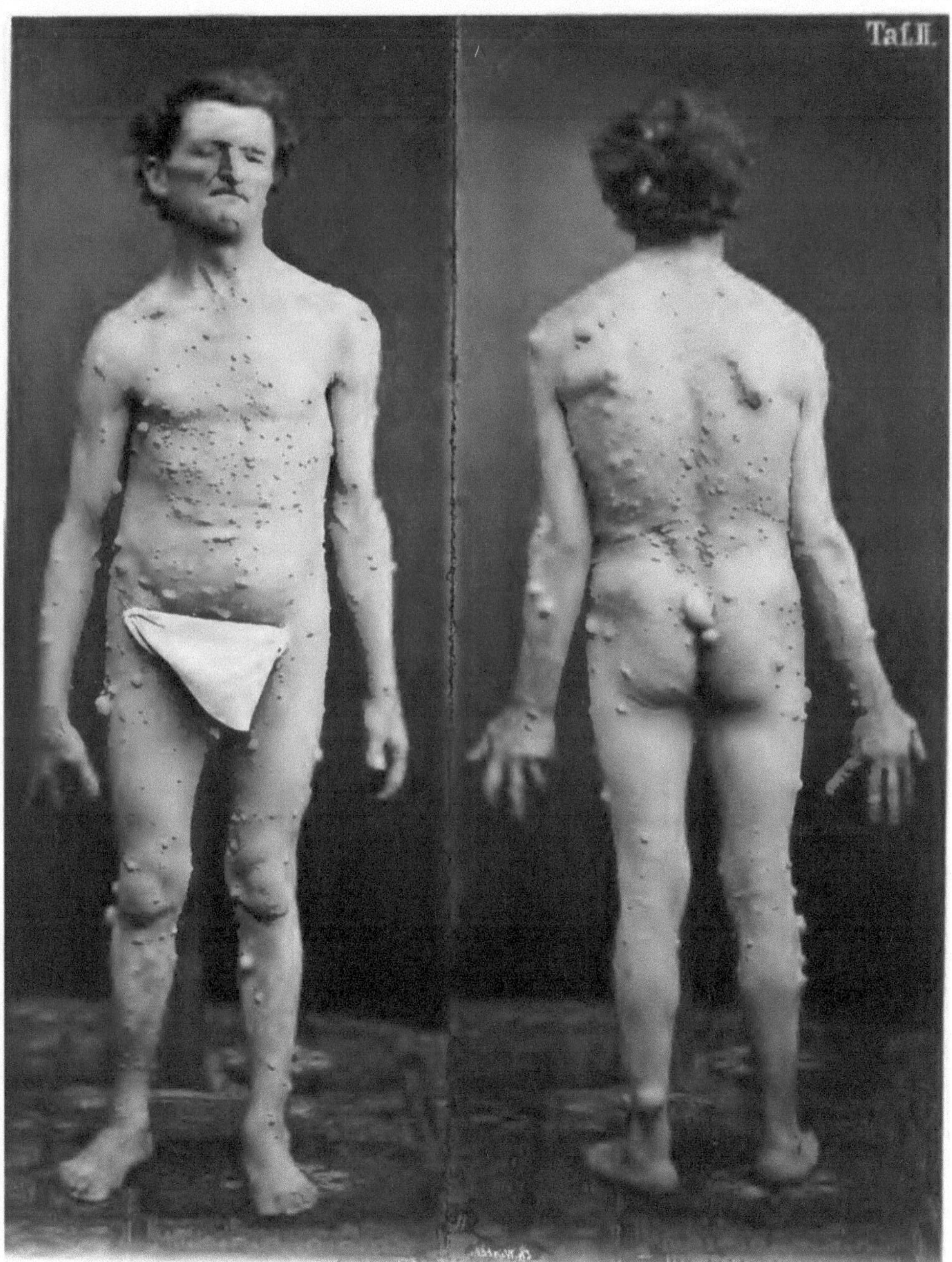
Taf. II.

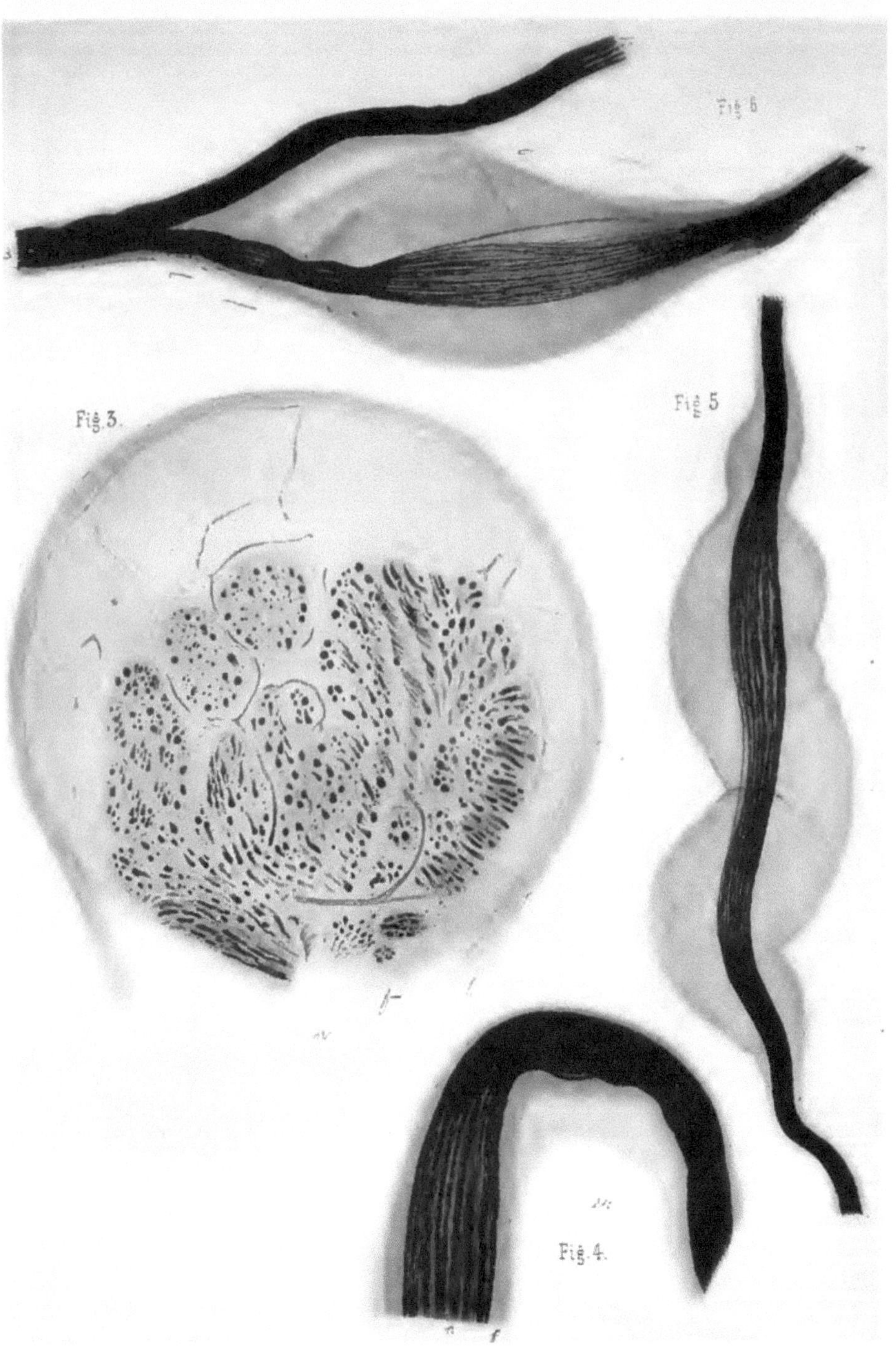

Taf. III
Fig 6
Fig. 3.
Fig. 5
Fig. 4.

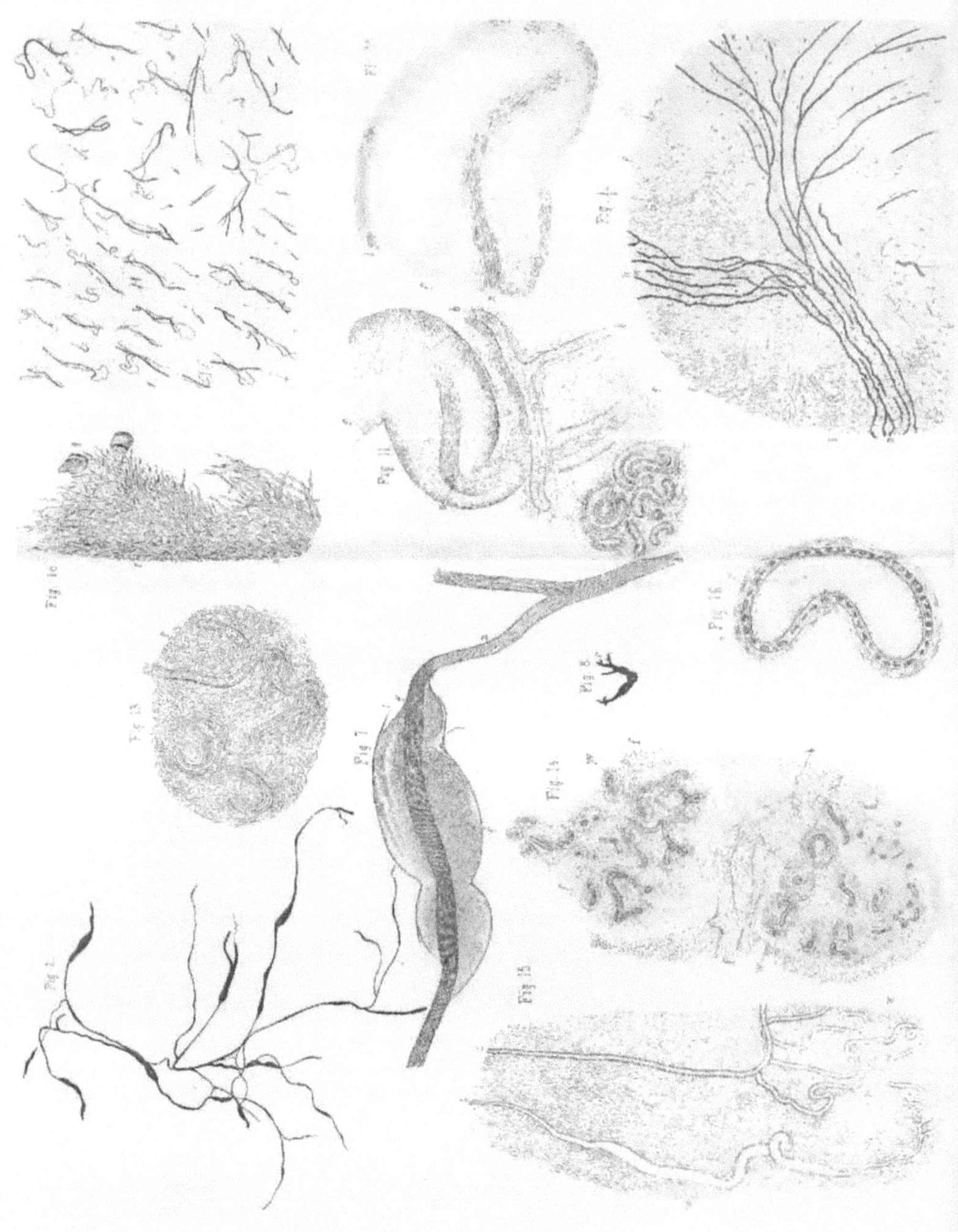

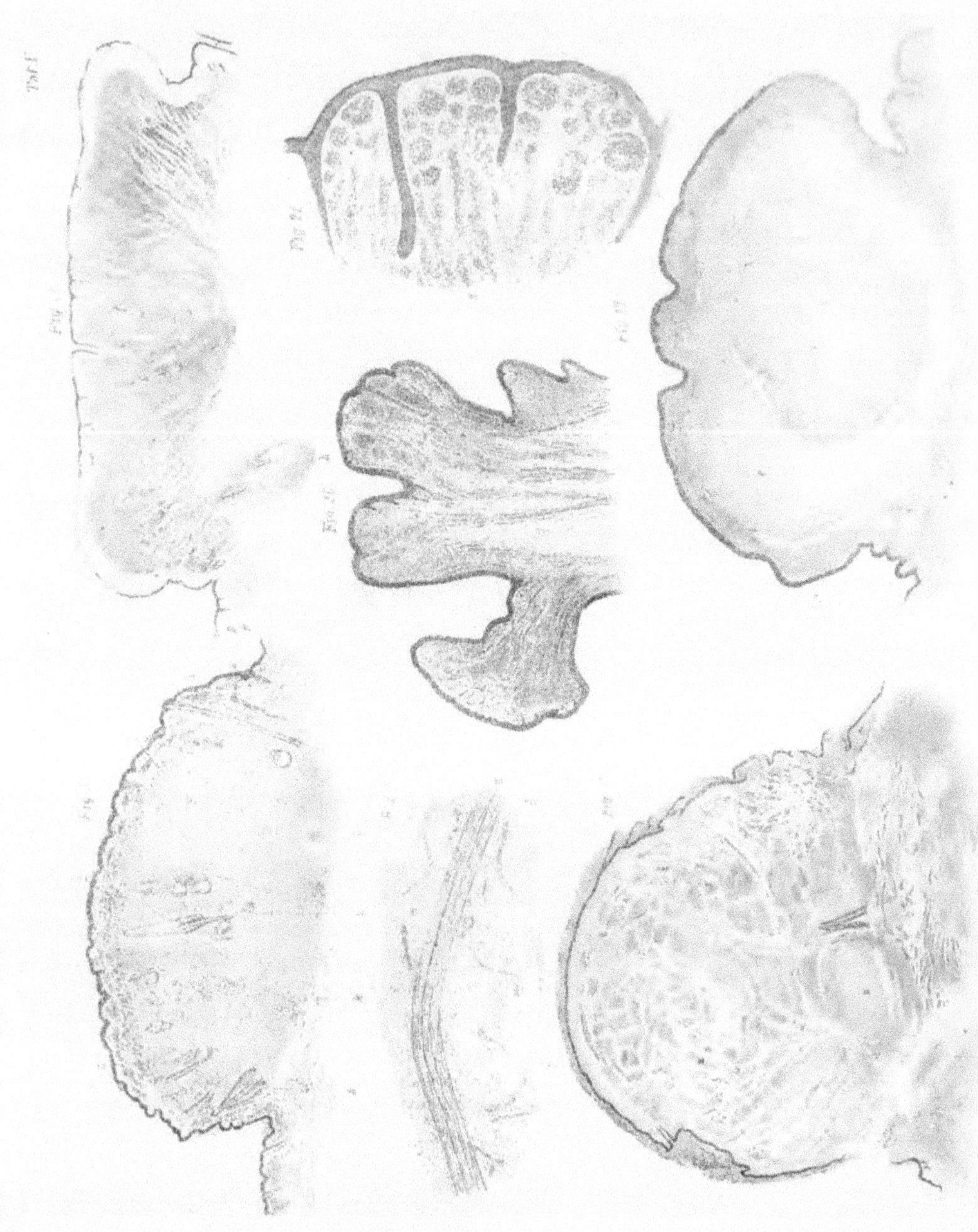